Knaur.

Über die Autoren:

Christof Baur und Bernd Thurner sind Diplom-Sportlehrer für Prävention und Rehabilitation und arbeiten zurzeit im Therapie- und Trainingszentrum Friedberg, dem offiziellen Therapiezentrum des Olympiastützpunktes Bayern. Bernd Thurner ist zudem regelmäßig als Dozent an diversen Berufsfachschulen für Physiotherapie tätig. Gemeinsam haben sie schon viele erfolgreiche Ratgeber veröffentlicht.

Christof Baur • Bernd Thurner

Der Problemzonentrainer

100 Zehn-Minuten-Übungen

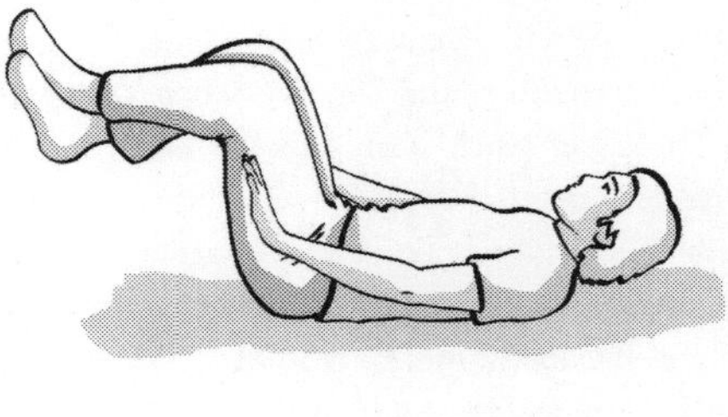

Knaur Taschenbuch Verlag

Wichtiger Hinweis

Die im Buch veröffentlichten Ratschläge wurden von Verfassern und Verlag mit größter Sorgfalt erarbeitet und geprüft. Eine Garantie kann jedoch nicht übernommen werden. Ebenso ist eine Haftung der Verfasser bzw. des Verlags und seiner Beauftragten für Personen-, Sach- oder Vermögensschäden ausgeschlossen.

Besuchen Sie uns im Internet:
www.knaur.de

Vollständige Taschenbuchausgabe 2009
Genehmigte Lizenzausgabe der Verlagsgruppe Weltbild GmbH
Abteilung Weltbild Buchverlag – Originalausgaben

Umschlaggestaltung: ZERO Werbeagentur, München
Umschlagabbildung: getty images / Milena Boniek
Illustrationen: ENTE Andreas Endres, Mönchengladbach
Satz: Adobe InDesign im Verlag
Druck und Bindung: Norhaven A/S
Printed in Denmark
ISBN 978-3-426-79825-6

2 4 5 3 1

Inhalt

Vorwort oder: Wir bringen Sie in Form! 7

Neueste Nachrichten aus der Problemzone 9
Die fünf häufigsten Lügen 10
Wie entsteht eine Problemzone? 13
Vier Regeln für ein erfolgreiches Training 16

Wie Sie mit Ausdauertraining
Ihr Fett wegbekommen 19
Problemzonen »schmelzen« 20
Im Takt Ihres Herzschlags 23
Bei welchem Puls Sie trainieren sollten 28
So planen Sie Ihr Training 31

Ein straffer Körper
durch ausgewogenes Krafttraining 39
Problemzonen in die gewünschte Form bringen 40
So planen Sie Ihr Krafttraining 43

Die besten Tipps für Regeneration und Ernährung 49
Die Zeit zwischen den Trainingsabschnitten 50
Ohne die richtige Ernährung keine gute Figur 52

Bevor es losgeht 59
Sinnvoll trainieren 60
Wichtige Begriffe 63
Was die Angaben bei den einzelnen
Übungen bedeuten 65
Erst testen, dann trainieren 67

Die besten Übungen für einen festen Bauch 69
Die gerade Bauchmuskulatur 70
Die schräge Bauchmuskulatur 104

Die besten Übungen für einen knackigen Po 123
Die kleine Gesäßmuskulatur 124
Der große Gesäßmuskel 137

Die besten Übungen für wohlgeformte Beine 149
Die Oberschenkelvorderseite 150
Die Oberschenkelrückseite 159
Die Oberschenkelinnenseite 167

Die besten Übungen für eine schöne Brust 175
Die Brustmuskulatur 176

Die besten Übungen für schöne und straffe Arme 185
Die Oberarmrückseite 186
Die Oberarmvorderseite 194

Die besten Übungen für einen starken Rücken 201
Ergänzungsprogramm »starker Rücken« 202

Die besten Dehnübungen für mehr Beweglichkeit 209
Beweglichkeit ist wichtig 210
Das Dehnprogramm 215

Register 223

Vorwort oder: Wir bringen Sie in Form!

Bei manchen Menschen zeigt sie sich ganz offen, bei anderen führt sie ein Dasein im Verborgenen. Viele Zeitgenossen (und vor allem Genossinnen) wollen sie unbedingt loswerden, andere haben sich mit ihr abgefunden: Die Rede ist von der Problemzone! Die Problemzone gehört sicher zu den am meisten besprochenen Erscheinungen des 21. Jahrhunderts: jener Teil des Körpers, mit dem man nicht zufrieden ist, dessen Form einen stört.

Ungeliebte Formen

Keiner will eine Problemzone haben, und doch hat fast jeder von uns irgendwo eine versteckt. Manchmal resultiert sie aus der überzogenen Erwartung eines falschen Schönheitsideals, manchmal ist sie ein echtes Problem mit Folgen für die Gesundheit und auch für die Seele, im Normalfall aber handelt es sich dabei einfach um eine Stelle an unserem Körper, mit der wir aus zwei Gründen nicht zufrieden sind: An dieser Körperstelle ist entweder zu viel Fett oder zu wenig Muskulatur – manchmal auch beides.

Unser Programm funktioniert

Um dieses leidige Zuviel oder Zuwenig geht es in diesem Buch. Es mag sein, dass es sehr viele Programme gegen die Problemzonen gibt! Aber haben diese funktioniert? Offensichtlich nicht.

Sonst hätten Sie wohl dieses Buch nicht in der Hand. Was unterscheidet also unser Buch von anderen »Problemzonenwerken«? Unser Programm bringt Sie in Form.

Weg mit der Problemzone

Es ist nicht leicht, etwas gegen die Problemzone zu unternehmen, und Sie werden Ihr Ziel auch nicht ganz schnell erreichen. Dieses Buch ist ehrlich – und herausfordernd. Sie haben keinen leichten Weg vor sich, wenn Sie sich verändern wollen. Aber wenn Sie sich entscheiden, diesen Weg zu gehen, werden Sie erfolgreich sein. Versprochen!

Ihr Christof Baur und Bernd Thurner

Neueste Nachrichten aus der Problemzone

Unsere Problemzonen sind nicht allein das Produkt von Faulheit und falscher Lebensweise, sondern oft genug ein Erbe unserer Vorfahren. Deswegen können Sie zwar ein wenig, aber nicht alles, was Sie an Ihrem Körper stört, ändern. Wir sagen Ihnen in diesem Kapitel ganz ehrlich, was nicht funktioniert und wo Sie erfolgreich den Kampf gegen Ihre ganz persönliche Schwachstelle gewinnen können.

Die fünf häufigsten Lügen

1 Sie müssen sich nicht anstrengen.

Das ist natürlich ein gutes Verkaufsargument für ein Übungsprogramm, aber leider falsch! Unser Körper ist träge. Wenn wir ihn verändern wollen, müssen wir ihn ständig herausfordern – und das ist mit Anstrengung verbunden. Wohlgemerkt, nicht Überanstrengung! Das würde sich nämlich in Misserfolgen und Verletzungen zeigen. Ein vernünftiges Maß an Anstrengung muss aber sein.

Haben Sie keine Angst davor: Anstrengung ist etwas Positives, etwas Angenehmes. Sie lässt Sie Ihren Körper einfach völlig neu erleben.

2 Sie brauchen nicht viel Zeit zu investieren.

Auch das ist leider nicht ganz so. Sie müssen zwar kein Profisportler werden, aber mit ein paar Minuten täglich nebenher ist es nicht getan.

Wer abnehmen oder Muskeln aufbauen will, muss Zeit investieren. Für jede Trainingseinheit und auch über einen längeren Zeitraum hinweg. Abkürzungen gibt es keine, nur gute Trainingspläne.

In amerikanischen Studien hat sich gezeigt, dass Sie etwa 1800 Kalorien pro Woche zusätzlich durch Training verbrauchen müssen, um sinnvoll und dauerhaft abzunehmen. Das bedeutet je nach Körpergewicht ein Minimum von drei bis vier Stunden Bewegung pro Woche.

3 Speckrollen bekämpft man mit Bauchübungen.

Das ist leider wieder falsch! Diese irrige Vorstellung hält sich hartnäckig. Den sogenannten punktuellen Fettabbau gibt es jedoch nicht.
Fett wird bei jedem einzelnen Menschen nach einem festgelegten Plan abgebaut. Dieser Plan sitzt in seiner Erbmasse, seinen Genen: Bei manchen Menschen reduziert sich das Unterhautfett am ganzen Körper gleichmäßig; bei anderen wiederum baut es sich überall ab, nur nicht dort, wo der verzweifelte Trainierende es gerne hätte.

4 Jeder kann seine Wunschfigur haben.

Sicher, positives Denken funktioniert, aber irgendwo sind Grenzen gesetzt – genetische Grenzen.
Wenn Sie 1,70 Meter groß sind, aber gerne 1,75 Meter groß wären, helfen Ihnen kein positives Denken und kein Problemzonentraining. Sie bleiben 1,70 Meter.
Genauso verhält es sich mit bestimmten Körperproportionen: Schulterbreite, Beckenbreite, Beinlänge usw. Das sind alles Faktoren, die Ihr Aussehen maßgeblich bestimmen und die von Ihrem Körperbau vorgegeben werden. An Ihrem Knochengerüst können Sie nichts ändern, nur am »Drumherum«.

5 Muskeln werden straff, ohne den Umfang zu verändern.

Diese Lüge wurde wohl eigens für Frauen geschaffen. Frauen wollen ihre Muskulatur zwar straffen, aber nicht muskulös aussehen. Sie haben Angst, durch ein intensives Training den Muskelumfang zu vergrößern. Tatsache ist aber: Die Grundspannung eines Muskels steht unmittelbar mit seinem Umfang in Verbindung. Ein Training, das darauf abzielt, die Muskulatur zu straffen – also die Grundspannung zu erhöhen –, muss so intensiv sein, dass es auch den Muskelumfang vergrößert! Vor übertrieben athletischem Aussehen brauchen Frauen jedoch keine Angst zu haben. Bei einem gesundheitsorientierten Training wird das nicht passieren – das ist in den weiblichen Genen nicht vorgesehen.

Wie entsteht eine Problemzone?

Problemzonen haben unterschiedliche Ursachen. Da wären zunächst einmal unsere Erbanlagen – das genetische Material, das wir von unseren Eltern mitbekommen haben. Es bestimmt zum Beispiel, wie groß wir werden, welche Haar- oder Augenfarbe wir haben. Und wir wissen, dass der Knochenbau das Gerüst unseres Körpers vorgibt. Ob Sie im Verhältnis zu Ihrem Rumpf lange oder kurze Beine haben, ob Sie ein breites oder eher ein schmales Becken haben, all das ist in Ihrem genetischen Programm festgelegt.

Gute und schlechte Verwerter

Auch die Funktion Ihres Stoffwechsels und damit Ihre Neigung zur Gewichtszunahme ist zum Teil in Ihren Genen verankert. Es gibt Menschen, die essen können, was sie wollen, sie werden einfach nicht dick. Andere wiederum nehmen quasi schon beim Anblick einer üppigen Mahlzeit zu.
Ebenfalls von unseren Vorfahren erben wir, an welchen Körperstellen überschüssige Energie als Fett abgelagert wird. Bei manchen Menschen wird es über den ganzen Körper verteilt gespeichert und fällt so kaum auf. Bei anderen Menschen wird es bevorzugt an einem bestimmten Körperteil abgelagert, zum Beispiel am Bauch oder an den Oberschenkeln. Das mag zwar ungerecht sein, ist aber nicht zu ändern.

Trainingsreize umsetzen

Auch die Frage, wie Sie Trainingsreize verarbeiten und wie erfolgreich Sie bei Ihrem Training im gesamten Überblick sein werden, ist zu einem gewissen Teil von Ihren Erbanlagen beeinflusst und vorherbestimmt. Das ist abhängig von der Zusammensetzung Ihrer Muskulatur. Es gibt sogenannte langsame und schnelle Muskelfasern.

Die langsamen Fasern sind für die Ausdauerleistung zuständig und können viel Fett verbrennen. Die schnellen Muskelfasern übernehmen die intensive schnelle Muskelarbeit und verbrennen nur Kohlenhydrate. Je nach genetisch festgelegtem Anteil der jeweiligen Muskelfasern sind Sie eher im Ausdauerbereich (Joggen, Schwimmen, Radfahren, Langlaufen) erfolgreich oder eher bei intensiven Sportarten wie Tennis, Fußball oder Fitnesstraining.

Das Verhalten ändern

Ihre Erbanlagen müssen Sie als gegeben hinnehmen. Damit sollten Sie sich abfinden. Wenn Sie damit unzufrieden sind, wird Ihnen dieses Buch nicht helfen.

Was Sie jedoch ändern können, ist Ihr Verhalten, in erster Linie Ihr Bewegungs- und Ernährungsverhalten.

Übergewicht hat in den allermeisten Fällen einen ganz einfachen Grund: Wir essen zu viel und zu ungesund und bewegen uns zu wenig. Das verstößt gegen das physikalische Gesetz der Energieaufnahme und des Energieverbrauchs. Wenn Sie mehr Energie aufnehmen, als Sie verbrauchen, legt Ihr Körper diese überschüssige Energie als Fettdepots an. Es gibt nur zwei Möglichkeiten, diese ungeliebten Depots wieder loszu-

werden: Entweder führen Sie weniger Energie zu oder aber Sie verbrauchen mehr.
Weniger essen und mehr bewegen, am besten beides in Kombination – hört sich eigentlich ganz einfach an. Wer es aber schon einmal probiert hat, der weiß: ganz schön schwer!

Der volle Terminkalender

Gesundes Kochen und regelmäßige Bewegung kosten Zeit. Woher diese nehmen? Egal ob im Beruf oder in der Familie, der Terminkalender platzt aus allen Nähten. Und jetzt sollen Sie Zeit für mehr Bewegung und gesunde Ernährung finden. Unmöglich? Keineswegs! Wenn Sie die folgenden Verhaltensregeln beherzigen, sollte es Ihnen eigentlich leichtfallen, zusätzlich Zeit und Motivation für Ihr Training zu finden.

Vier Regeln für ein erfolgreiches Training

Regel 1: Prioritäten setzen!

In unserem Kopf existiert eine geheime Liste dessen, was wir für wichtig und unwichtig halten: Arbeiten – nicht immer lustig, aber wichtig. Haushalt erledigen – nervig, aber unumgänglich. Familie – kommt manchmal zu kurz, ist aber sehr wichtig. Freunde besuchen, ausgehen – nur wenn Zeit übrig bleibt, weniger wichtig. Sport treiben – keine Zeit mehr, unwichtig. Wenn aber Ihr Ziel, etwas gegen Ihre Problemzone zu tun, auf Ihrer Prioritätenliste ganz unten steht, werden Sie nie Zeit dafür aufbringen! Machen Sie sich doch eine Aufstellung davon, was Ihnen ganz persönlich – nicht den anderen, Ihrer Familie oder Ihren Freunden – in Ihrem Leben wichtig ist. Jeder Bereich wird mit einem Buchstaben versehen: A = wichtig, B = weniger wichtig, C = unwichtig. Der Zeitaufwand von vielleicht 15 Minuten lohnt sich, um Ordnung in Ihre geheime Liste zu bringen. Sie müssen sich bewusst werden, was wirklich für Sie zählt. Vermutlich rangiert dann das Ziel, etwas für sich zu tun, nicht mehr an letzter Stelle.

Regel 2: Kein Perfektionismus!

Etwas perfekt zu können oder zu machen ist sicher ein wunderbares Erlebnis. Allerdings ist es auch extrem unökonomisch, wenn Sie das Folgende bedenken: Nehmen wir einmal an, eine Aufgabe perfekt zu erledigen erfordert einen Zeitaufwand von 100 Prozent.

Untersuchungen haben ergeben, dass 80 Prozent einer Aufgabe sich in 20 Prozent der Zeit erledigen lassen. Und 95 Prozent lassen sich mit einem Zeiteinsatz von 80 Prozent absolvieren. Die letzten 5 Prozent zur Perfektion verschlingen also 20 Prozent Ihres Zeitkontos. Nur wenn etwas wirklich perfekt sein muss, lohnt sich dieser Aufwand. Die meisten Dinge müssen nicht perfekt sein.
Was Sie gewinnen, wenn Sie ein 95-prozentiger »Perfektionist« werden, kann sich sehen lassen: 20 Prozent mehr Zeit für sich selbst. Diese Zeit können Sie für das Erreichen Ihrer Ziele nutzen, zum Beispiel, um durch Training abzunehmen.

Regel 3: Darüber reden!

Sie haben mehr Zeit – aber nur für sich, nicht für die anderen. Damit die das auch wissen, müssen Sie Ihren Chef, Ihre Familie und Ihre Freunde darüber informieren, was Sie vorhaben. Erklären Sie allen, dass Sie die frei gewordene Zeit für sich ganz allein investieren werden – für Ihr Training und für eine gesunde Ernährung.

Regel 4: Ziele setzen!

Wenn Sie nicht wissen, warum Sie sich eigentlich plagen, werden Sie sehr bald die Lust am Sport verlieren. Werden Sie sich also darüber klar, welches Ziel Sie erreichen wollen: Möchten Sie abnehmen, den Alltagsstress loswerden oder einfach mehr Zeit für sich haben?
Ihr Ziel sollte zwei Voraussetzungen erfüllen:

- Das Ziel muss realistisch sein.

Sie wollen durch Sport abnehmen? Am besten gleich fünf Kilo in zwei Wochen? Das ist unrealistisch. Bleiben Sie auf dem Boden. Sport kann Ihr Gewicht verändern – aber eben nur langsam!

- Ihr Ziel muss konkret sein.
  Die Aussage »In den nächsten drei Monaten werde ich fünf Kilo abnehmen!« ist so konkret und verbindlich, dass Sie jederzeit wissen: Jede einzelne Trainingseinheit ist wichtig, damit ich dieses Ziel erreiche.

Wie Sie mit Ausdauertraining Ihr Fett wegbekommen

In diesem Kapitel erfahren Sie, warum Ausdauertraining unvermeidlich ist, wenn Sie abnehmen wollen. Wir erzählen Ihnen, wie Sie Ihre Problemzonen einfach »schmelzen« können und warum Sie dafür einen Pulsmesser brauchen. Außerdem bekommen Sie genaue Trainingspläne, die Ihnen exakt sagen, wann Sie was und in welchem Bereich trainieren müssen. Wir versprechen Ihnen: Mit unseren Plänen haben Sie Erfolg!

Problemzonen »schmelzen«

Überschüssiges Körperfett loszuwerden ist rein rechnerisch ganz einfach: Sie müssen durch Bewegung mehr Energie verbrauchen, als Sie sich durch Ihre Mahlzeiten zuführen. Das nennt man dann »negative Energiebilanz«.
Bewegung ist ein weiter Begriff. Welche Art Bewegung verbraucht denn am meisten Energie? Tennis, Nordic Walking oder Gymnastik? Die Antwort: Es muss eine Ausdauersportart sein. Warum? Ganz einfach: Je mehr Muskelmasse Sie bewegen, umso mehr Energie verbrauchen Sie.
Bei gleichmäßiger Bewegung über einen längeren Zeitraum hinweg ohne Unterbrechung schmilzt das Fett nur so dahin.

Mehr Energie verbrauchen

Krafttraining, Yoga oder Pilates haben keine Chance, so viel Energie zu verbrauchen. Bei diesen Tätigkeiten wird immer nur ein Muskel oder ein paar Muskelgruppen trainiert. Und zwischen den einzelnen Einheiten gibt es auch noch Erholungspausen! Für den Fettabbau ist das zwar nicht optimal, aber für einen straffen Körper schon. Doch darüber reden wir später (siehe Seite 40 ff.).
Welche Ausdauersportart Sie wählen, ist eigentlich egal. Sie können walken, Rad fahren, joggen, schwimmen oder auf Inline-Skates durch die Gegend sausen. Suchen Sie sich etwas aus, was Ihnen Spaß macht. Und damit Ihr Training auch wirklich effektiv wird, stellen wir Ihnen im Folgenden die wichtigsten Prinzipien vor.

Mit und ohne Sauerstoff

Die Sportmediziner unterscheiden bei sportlichen Ausdauerbelastungen zwei Bereiche: Die sogenannte »aerobe« und die »anaerobe« Energiebereitstellung im Körper. »Aerob« heißt, dass dem Muskel immer genügend Sauerstoff zur Verfügung steht, um mit seiner Hilfe Kohlenhydrate oder Fette zu verbrennen. »Anaerob« bedeutet, dass die Energiegewinnung der Muskulatur ohne Sauerstoff abläuft.
In vielen Zeitschriften und Büchern zum Thema »Abnehmen« wird diskutiert, welche die bessere Trainingsvariante ist, um Fett loszuwerden. Die Antwort ist ziemlich simpel: Beide Varianten haben ihre Berechtigung – vorausgesetzt, sie werden sinnvoll eingesetzt.
Also: Bei langen, wenig intensiven Ausdauerbelastungen funktioniert die Energiegewinnung aerob.
Bei kurzen, aber intensiven Belastungen ist die Energiebereitstellung anaerob.
Sehen wir weiter, was diese Erkenntnis für das persönliche Abnehmen bringt.

Die Fettverbrennungslüge

Beim aeroben Ausdauertraining lassen sich zwei Varianten unterscheiden. Ihr Körper kann auf aerobem Weg sowohl Kohlenhydrate als auch Fette verbrennen.
Je niedriger die Intensität der Belastung ist, desto mehr Fette werden in der Muskelzelle verbrannt. Je höher die Intensität der Belastung ist, desto mehr Kohlenhydrate verbrennen Sie. Aber: Je fitter Sie sind, desto mehr Fette können Sie auch bei höheren Belastungen noch »verheizen«!

Daraus scheint zu folgen, dass Sie ausschließlich wenig intensiv trainieren sollen, um möglichst viel Fett zu verbrennen. Dieser Schluss ist aber nur auf den ersten Blick richtig. Wenn Sie abnehmen wollen, ist es Ihrem Körper egal, welche Energiequelle Sie nutzen. Auch ein Training, das nur Kohlenhydrate verbrennt, wird Ihr Fettdepot reduzieren, wenn Sie dadurch eine negative Energiebilanz erreichen.

Über einen längeren Zeitraum

Entscheidend ist für Sie, Ihr Ausdauertraining so zu gestalten, dass Sie über einen längeren Zeitraum möglichst viel Energie verbrauchen. Das geht am besten, wenn Sie alle drei der vorgestellten Trainingsvarianten nutzen: das aerobe Fettstoffwechseltraining, das aerobe Kohlenhydrattraining (Schwellentraining) und das anaerobe Kohlenhydrattraining im hohen Pulsbereich. Was Sie dazu wissen müssen, erfahren Sie auf den folgenden Seiten.

Im Takt Ihres Herzschlags

Sie fragen sich sicher: Woher weiß ich denn, ob ich gerade aerob oder anaerob trainiere, ob ich gerade Fette oder Kohlenhydrate verbrenne? Ihr Pulsschlag, Ihre Herzfrequenz sagt es Ihnen! Sie steigt zusammen mit der Belastung an.

Der Zusammenhang zwischen Pulsschlag und Energieverbrauch sieht ungefähr so aus:

- Je höher die Herzfrequenz, desto höher ist der anaerobe Anteil der Energiebereitstellung.
- Je höher die Herzfrequenz, desto höher ist der Anteil der Kohlenhydratverbrennung an der Energiebereitstellung.
- Je geringer die Herzfrequenz, desto höher ist der Anteil der Fettverbrennung an der Energiebereitstellung.

Messlatte für den Stoffwechsel

Die Herzfrequenz dient also dazu, festzustellen, in welchem Stoffwechselbereich Sie trainieren.

Es stellt sich nun die Frage, woher Sie wissen, welche Herzfrequenz bei Ihnen welchen Stoffwechselbereich trainiert. Um das festzustellen, gibt es unterschiedliche Verfahren. Wir erklären Ihnen ab Seite 25, wie Sie Ihre Trainingsbereiche ermitteln können. Ihr Arzt, Ihr Physiotherapeut oder auch ein gut geschulter Fitnesstrainer kennt andere, sehr viel genauere Verfahren, wie zum Beispiel den Laktattest.

Ist Ihr Körperfettanteil in Ordnung?

Die Tabellen zeigen Ihnen, welcher prozentuale Körperfettanteil noch im normalen Bereich liegt und welcher als gesundheitlich bedenklich eingestuft wird.
Messen lassen können Sie Ihre Körperfettwerte beim Arzt, mit speziellen Körperfettwaagen und in guten Fitness- oder Gesundheitszentren.

Frauen

Alter	exzellent	gut	mittel	erhöht	zu hoch
20–24	< 18,1	18,1–21,3	21,4–24,9	25,0–29,6	> 29,6
25–29	< 18,9	18,9–21,9	22,0–25,3	25,4–29,8	> 29,8
30–34	< 19,6	19,6–22,6	22,7–26,3	26,4–30,5	> 30,5
35–39	< 21,0	21,0–23,9	24,0–27,6	27,7–31,5	> 31,5
40–44	< 22,6	22,6–25,5	25,6–29,2	29,3–32,8	> 32,8
45–49	< 24,3	24,3–27,2	27,3–30,8	30,9–34,1	> 34,1
50–59	< 26,6	26,6–29,6	29,7–33,0	33,1–36,2	> 36,2
> 60	< 27,4	27,4–30,6	30,7–33,9	34,0–37,3	> 37,3

Männer

Alter	exzellent	gut	mittel	erhöht	zu hoch
20–24	< 10,8	10,8–14,8	14,9–18,9	19,0–23,3	> 23,3
25–29	< 12,8	12,8–16,4	16,5–20,5	20,3–24,3	> 24,3
30–34	< 14,5	14,5–17,9	18,0–21,4	21,5–25,2	> 25,2
35–39	< 16,1	16,1–19,2	19,3–22,5	22,6–26,1	> 26,1
40–44	< 17,5	17,5–20,4	20,5–23,5	23,6–26,9	> 26,9
45–49	< 18,6	18,6–21,4	21,5–24,4	24,5–27,6	> 27,6
50–59	< 19,8	19,8–22,6	22,7–25,5	25,6–28,7	> 28,7
> 60	< 20,2	20,2–23,1	23,2–26,1	26,2–29,3	> 29,3

Die maximale Herzfrequenz ermitteln

Von Ihrem persönlichen Höchstwert beim Pulsschlag hängt ab, in welchen Trainingsbereichen Sie trainieren sollen (siehe Seite 28 ff.). Deswegen ist es wichtig, den Wert so genau wie möglich zu ermitteln, um einen Trainingserfolg zu gewährleisten. Mit dem folgenden kleinen Test sollen Sie herausfinden, wie hoch Ihr Pulsschlag maximal ansteigen kann. Bei der Durchführung des Tests müssen Sie gesund sein (keine Erkältungen, Halsschmerzen o. Ä.). Wenn Sie über 35 Jahre sein sollten und seit über einem Jahr keinen Sport mehr getrieben haben, lohnt sich ein vorheriger Besuch beim Arzt, um eventuelle Risikofaktoren auszuschließen. Brechen Sie den Test bitte sofort ab, wenn Sie ernsthafte Atemprobleme oder Schmerzen bekommen.

Der Test

Absolvieren Sie den Test in der Sportart, in der Sie dann auch trainieren werden.

- Wärmen Sie sich vorher mindestens 15 bis 20 Minuten gründlich auf.
- Versuchen Sie vier Minuten lang, eine Strecke so schnell wie möglich zurückzulegen (zu Fuß, mit dem Rad, schwimmend – je nach Sportart).
- Beenden Sie den Test mit einem Sprint von etwa 20 Sekunden.
- Die Herzfrequenz, die Sie am Ende dieser vier Minuten messen, ist Ihre maximale Herzfrequenz.

Achtung!

Sollten Sie Herz-Kreislauf-Probleme haben oder sich in ärztlicher Behandlung befinden, dürfen Sie diesen Test nur unter ärztlicher Aufsicht machen!

Den Puls messen

Messen Sie den Puls sofort nach Ende des Tests an der Halsschlagader zehn Sekunden lang. Multiplizieren Sie diesen Wert mit sechs, und Sie erhalten Ihre maximale Herzfrequenz. Genauer können Sie den Wert natürlich mit Hilfe eines elektronischen Pulsmessers ermitteln.

Andere Möglichkeiten

Wenn Sie diesen Test nicht absolvieren wollen oder wegen Herz-Kreislauf-Problemen nicht machen können, gibt es eine einfache, aber ungenauere Annäherungsmethode. Erfahrungswerte aus dem praktischen Sportbetrieb haben ergeben, dass der Wert

220 minus Lebensalter

in etwa der maximalen Herzfrequenz entspricht. Ein Beispiel: Sie sind 45 Jahre alt. 220 minus 45 ist 175. Ihr maximaler Pulswert wird also mit 175 Schlägen angenommen.
Diese Methode ist jedoch deutlich ungenauer als die Messung mit unserem Test.

Schlauer Helfer

Elektronische Pulsuhren sind für den Test hilfreich und für ein regelmäßiges und zielgerichtetes Training fast unentbehrlich. Diese Uhren messen mittels eines Brustgurts die aktuelle Herzfrequenz, die Sie so während des Trainings mit einem Blick ständig kontrollieren können. Gerade Anfänger trainieren oft zu intensiv und überfordern sich leicht. Dem wird durch einen Pulsmesser vorgebaut.

Je nach Modell gibt der Pulsmesser beim Überschreiten eines vorher eingegebenen Wertes einen akustischen Warnton von sich. Er hilft Ihnen so, zu kontrollieren, in welchem Bereich Sie trainieren, und er dient dazu, Ihre knappe Zeit sinnvoll einzusetzen.

Bei welchem Puls Sie trainieren sollten

Beim »aeroben Fettstoffwechseltraining« lernt Ihr Körper, vermehrt Fette als Energiequelle zu nutzen. Diese Fette werden vor allem aus dem Unterhautfettgewebe abgebaut.

Der Körper lernt

Wenn Sie also einen zu hohen Körperfettanteil haben und bisher eher unsportlich waren, fehlt Ihnen genau diese Fähigkeit. Unter zwei Voraussetzungen bringen Sie Ihrem Körper die Energienutzung wieder bei:

- Die Dauer des Trainings sollte mindestens 60 Minuten betragen.
- Ihr Puls sollte während des Trainings zwischen 65 und 75 Prozent der maximalen Herzfrequenz betragen.

Dafür ein Beispiel: Ihre maximale Herzfrequenz liegt bei 175, dann sollte Ihr Trainingspuls zwischen 114 und 131 liegen.
Das Fettstoffwechseltraining in diesem Pulsbereich ist die einzige Trainingsvariante, bei der Sie während der Belastung überwiegend Fette verbrennen.

Das Schwellentraining

Bei dieser Variante des Ausdauertrainings verbrennen Sie in erster Linie Kohlenhydrate, und Sie haben einen sehr hohen Energieverbrauch, um einiges höher als beim Fettstoffwechseltraining. Das Motto lautet: kurz und schnell trainieren. Aber nicht zu schnell!

Sie müssen Ihr Tempo so wählen, dass genügend Sauerstoff zur Verfügung steht. Ohne Sauerstoff übersäuert Ihre Muskulatur, über kurz oder lang müssen Sie dann atemlos stehen bleiben. Auf die richtige Geschwindigkeit kommt es folglich an.
Für das Schwellentraining müssen Sie also zwei Dinge berücksichtigen:

- Die Dauer des Trainings liegt zwischen 30 und 50 Minuten.
- Ihr Puls muss während des Trainings ungefähr zwischen 75 und 85 Prozent Ihrer maximalen Herzfrequenz liegen.

Beispiel: Bei einer Maximalfrequenz von 175 befindet sich der ideale Trainingspuls zwischen 131 und 149 Schlägen.

Anaerobe Kohlenhydratverbrennung

Wenn Sie im anaeroben Bereich trainieren, läuft Ihr Stoffwechsel noch bis zu 15 Stunden nach dem Training auf Hochtouren. Das verbrennt jede Menge Energie, obwohl das Training an sich gar nicht so viel Energie verbraucht hat.
Möglich ist diese Trainingsvariante allerdings erst nach einer Phase der Eingewöhnung und auch nur dann, wenn Sie völlig gesund sind.
Ihr Training sieht so aus:

- Die Dauer des Trainings liegt nur zwischen 20 und 30 Minuten.
- Die Intensität des Trainings sollte bei 85 bis 95 Prozent der maximalen Herzfrequenz liegen.
  Unser Beispiel dazu: Bei einem Maximalpuls von 175 sind das 149 bis 166 Herzschläge.

Ihr ganz persönlicher »Trainingsbereich«

Als Anfänger in Sachen Ausdauer oder wenn Sie lange keinen Sport mehr betrieben haben, werden Sie Ihre Zeit zunächst überwiegend beim Fettstoffwechsel- und Schwellentraining verbringen.

Wie genau Sie das am besten machen, erfahren Sie im Abschnitt über die Trainingsplanung, der sich hier anschließt.

Nach jedem Trainingsabschnitt sollten Sie sich neu testen, um zu sehen, ob sich Ihre maximale Herzfrequenz inzwischen verändert hat.

So planen Sie Ihr Training

Ihr Körper gewöhnt sich schnell an Trainingsreize. Den ersten Weg, um dieses Problem zu umgehen, haben Sie bereits kennengelernt: Sie wissen über alle Trainingsbereiche Bescheid.

Gezielt handeln

Das allein reicht aber noch nicht, um aus der investierten Zeit den maximalen Nutzen zu ziehen. Sie brauchen einen Plan, der Ihnen über einen längeren Zeitraum vorgibt, wann, wie lange und wie intensiv Sie trainieren sollten.

Sinnvoll verteilen

Dieser Trainingsplan unterscheidet verschiedene Phasen, in denen die Trainingsbereiche unterschiedlich gewichtet werden. Er führt Sie langsam an höhere und längere Belastungen heran. Gerade für Anfänger ist es wichtig, sich an diesen Plan zu halten, da er den Trainingserfolg garantiert und vor Verletzungen und Überbelastungen schützt.

Der Trainingsplan

Der Trainingsplan, den wir Ihnen vorstellen, geht über ein halbes Jahr oder 26 Wochen. So viel Zeit sollten Sie einplanen, um auf gesundem Weg dauerhafte Ergebnisse zu erzielen. Der durchschnittliche Trainingsaufwand pro Woche liegt bei drei Stunden.

Das ist die untere Grenze dessen, was an Energieverbrauch nötig ist, um Ihren Körperfettgehalt zu reduzieren und abzunehmen. Zu Beginn trainieren Sie etwas weniger als drei Stunden und steigern sich dann im Lauf der Zeit.

Die 26 Wochen sind in Blöcke zu jeweils vier oder drei Wochen unterteilt. In den ersten drei bzw. zwei Wochen steigt der Trainingsumfang kontinuierlich an. Die letzte Woche des Trainingsblocks dient der Erholung. Sie dürfen sich jetzt ein bisschen ausruhen.

Im Folgenden stellen wir Ihnen die einzelnen Trainingsphasen vor und sagen Ihnen, was Sie dabei genau erwartet.

Der Zeitaufwand für das erste halbe Jahr

Die ersten drei Trainingsabschnitte von jeweils vier Wochen dienen dem sogenannten Grundlagentraining (siehe rechts). Mit diesem Training schaffen Sie die Voraussetzungen für alles andere. In den folgenden Abschnitten (Aufbautraining, siehe Seite 35 f.; Intensivtraining, siehe Seite 37 f.) erhöhen sich Umfang und Intensität deutlich.

Trainingsumfang pro Woche in Minuten

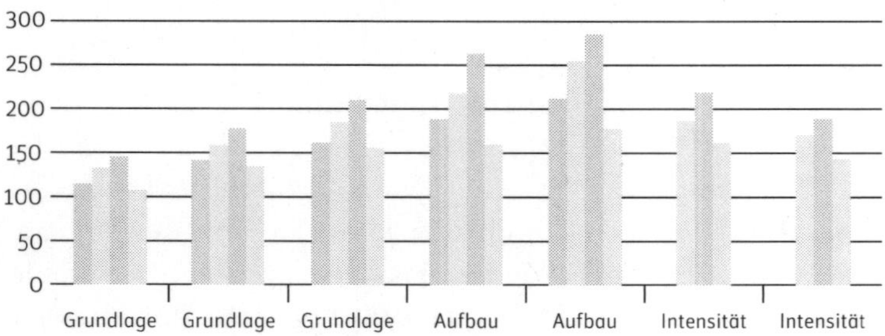

Aufbau einer Trainingseinheit

Die Zeiten für die Trainingseinheiten beinhalten jeweils das Aufwärmen und das Abwärmen. Dabei ist je nach Trainingsbereich eine unterschiedliche Zeitdauer der Vor- und Nachbereitung des Trainings sinnvoll. Aus folgender Tabelle können Sie die jeweiligen Auf- und Abwärmzeiten für die unterschiedlichen Trainingsbereiche entnehmen.

Trainingsbereich	Aufwärmen	Abwärmen
Fettstoffwechseltraining	5 Minuten	nicht erforderlich
Schwellentraining	10–15 Minuten	5 Minuten
Anaerobes Training	10–15 Minuten	5–10 Minuten

Das Grundlagentraining

Die Phase des Grundlagentrainings nimmt zwölf Wochen in Anspruch. Es wird deswegen so genannt, weil in dieser Zeit die körperlichen Grundlagen für intensivere Trainingseinheiten gelegt werden.

Das Fettstoffwechseltraining nimmt in dieser Phase 70 Prozent der Trainingszeit ein. Der Grund dafür ist, dass sich nur in diesem Trainingsbereich kleinste neue Blutgefäße bilden, die für den erhöhten Sauerstofftransport in die Muskelzelle zuständig sind. Die restlichen 30 Prozent der Trainingszeit stehen dem Schwellentraining zu.

Wochenplan Grundlagentraining – Woche 1 bis 12

Die beiden folgenden Tabellen zeigen Ihnen, wie viel Zeit Sie in welcher Woche für das Training einplanen müssen. Zweitens sehen Sie, wie diese Zeit auf die einzelnen Tage und Trainingsbereiche verteilt wird.

Trainingszeit/ Woche in Min.	1.	2.	3.	4.	5.	6.	7.	8.	9.	10.	11.	12.
Fettstoffwechseltraining (70 %)	80	90	100	75	100	110	125	90	115	130	145	110
Schwellentraining (30 %)	35	40	45	35	40	50	55	40	50	55	65	50
Gesamt (100 %)	115	130	145	110	140	160	180	130	165	185	210	160

Tag	Trainingsbereich	% der Trainingszeit
Montag, Dienstag	Ruhetag	
Mittwoch	Schwellentraining	30 %
Donnerstag	Ruhetag	
Freitag	Fettstoffwechseltraining	35 %
Samstag	Ruhetag	
Sonntag	Fettstoffwechseltraining	35 %

Erholung gehört dazu

Im letzten Schritt der Trainingsplanung geht es um die optimale Abstimmung von Belastung und Erholung. Dies ist Aufgabe der Wochenplanung. Sie legt fest, an welchem Tag welches Training sinnvoll ist. Der Wochenplan Grundlagentraining (siehe Seite 34) zeigt Ihnen genau, wie so etwas aussieht. Und in der oberen Tabelle sehen Sie, wie viel Prozent der Trainingszeit pro Woche an welchem Tag zu absolvieren sind.

Nehmen wir als Beispiel die erste Trainingswoche. Insgesamt stehen 115 Minuten Ausdauertraining auf dem Plan. 30 Prozent der Trainingszeit (35 Minuten) sind für das Schwellentraining vorgesehen, zwei Trainingseinheiten zu je 35 Prozent (je 40 Minuten) für das Fettstoffwechseltraining.

Das Aufbautraining

Das Aufbautraining ist gekennzeichnet durch einen größeren Trainingsumfang und durch einen höheren Anteil an intensiveren Trainingseinheiten. Es dauert insgesamt acht Wochen und ist unterteilt in zwei Trainingsblöcke zu je vier Wochen. Die Aufteilung der Trainingszeit pro Woche sieht wie folgt aus:

- Fettstoffwechseltraining: 60 %
- Schwellentraining: 25 %
- Anaerobes Training: 15 %

Wochenplan Aufbautraining – Woche 13 bis 20

Die beiden Tabellen auf der folgenden Seite zeigen, wie viel Zeit Sie für Ihr Training einplanen sollten und wie Sie es über die Woche verteilen müssen.

Trainingszeit/ Woche in Min.	13.	14.	15.	16.	17.	18.	19.	20.
Fettstoffwechseltraining (60 %)	110	130	155	95	130	150	175	110
Schwellentraining (25 %)	50	55	65	40	55	65	70	45
Anaerobes Training (15 %)	30	35	40	25	30	40	45	25
Gesamt (100 %)	190	220	260	160	215	255	290	180

Tag	Trainingsbereich	% der Trainingszeit
Montag	Ruhetag	
Dienstag	Schwellentraining	25 %
Mittwoch	Ruhetag	
Donnerstag	Fettstoffwechseltraining	25 %
Freitag	Ruhetag	
Samstag	Anaerobes Training	15 %
Sonntag	Fettstoffwechseltraining	35 %

Erste Erfolge

Ihr Körper hat sich nach dem Grundlagentraining an ein regelmäßiges Ausdauertraining gewöhnt. Es ist an der Zeit, neue intensivere Trainingsreize zu setzen. Dabei kommt zum ersten Mal das anaerobe Training zum Einsatz.

Da aber gleichzeitig auch der Trainingsumfang zunimmt, darf der Anteil an der Gesamttrainingszeit nicht zu hoch sein. Vor allem das Fettstoffwechseltraining nimmt in seinem prozentualen Anteil ab. Die acht Wochen des Aufbautrainings werden Sie voranbringen.

Ihr Körperfettanteil wird zurückgehen, und Ihre Ausdauerleistungsfähigkeit wird zunehmen. Sie werden bestimmt merken, dass die Mühe sich lohnt.

Mehr Zeit investieren

In dieser Phase Ihres Trainings werden Sie relativ viel Zeit für Ihren Sport einplanen müssen. Dafür wird Ihnen das Training aber leichter fallen als zu Beginn.
Der Grund ist, dass sich durch die ersten zwölf Wochen Ihre Erholungsfähigkeit deutlich verbessert hat. Das kommt Ihnen im Alltag zugute. Auch Belastungen verkraften Sie leichter, und Sie sind nicht mehr so gestresst wie früher.

Das Intensivtraining

In der letzten Phase steht das intensive Training im Vordergrund.
Sie dauert nur sechs Wochen. Der Gesamtumfang pro Woche geht zurück, da ein insgesamt intensives Training längere Erholungsphasen erfordert. Wenn Sie den Trainingsplan bis hierher absolviert haben, sollten Sie die darauf folgenden vier Wochen deutlich weniger und nur im Fettstoffwechselbereich weitertrainieren. Sie können sich so optimal erholen, aber gleichzeitig Ihre körperliche Leistungsfähigkeit erhalten. (Zum Thema »Regeneration« mehr ab Seite 49.)

Wochenplan Intensivtraining – Woche 21 bis 26

Die beiden Tabellen zeigen wieder, wie viel Zeit Sie für Ihr Training benötigen und wie Sie es über die Woche aufteilen sollten.

Trainingszeit/ Woche in Min.	21.	22.	23.	24.	25.	26.
Fettstoffwechseltraining (60 %)	95	110	80	65	75	65
Schwellentraining (25 %)	60	65	50	50	55	40
Anaerobes Training (15 %)	35	45	30	50	55	40
Gesamt (100 %)	190	220	160	165	185	145

Woche 21–23

Tag	Trainingsbereich	% Zeit
MO	Ruhetag	
DI	Ruhetag	
MI	Anaerobes Training	20 %
DO	Ruhetag	
FR	Schwellentraining	30 %
SA	Ruhetag	
SO	Fettstoffwechseltraining	50 %

Woche 22–26

Tag	Trainingsbereich	% Zeit
MO	Ruhetag	
DI	Anaerobes Training	15 %
MI	Ruhetag	
DO	Schwellentraining	30 %
FR	Ruhetag	
SA	Anaerobes Training	15 %
SO	Fettstoffwechseltraining	40 %

Ein straffer Körper durch ausgewogenes Krafttraining

Problemzonen, die Sie nicht durch Ausdauertraining einfach verschwinden lassen können, werden durch das richtige Krafttraining in eine ansehnliche Form gebracht. Krafttraining ist die einzige Möglichkeit, überhaupt etwas an den Proportionen Ihres Körperbaus zu ändern. Das sollten Sie sich immer vor Augen halten, wenn Sie gerade einmal keine Lust auf Ihr Kräftigungsprogramm haben!

Problemzonen in die gewünschte Form bringen

Wenn Sie bestimmte Muskelgruppen oder Ihre komplette Muskulatur straffen oder besonders hervorheben möchten, gibt es nur einen wirklich effektiven Weg – das Krafttraining. Sicher, auch andere Sportarten verbessern Ihre Figur. Aber nur mit Krafttraining können Sie gezielt Ihren Körper verändern. Wir verraten Ihnen, wie das geht.

Keine Angst vor Muckis

Zuerst ein Wort an die Damenwelt: Krafttraining hat nichts mit Bodybuilding zu tun! Eine richtig trainierte Muskulatur ist optisch völlig unauffällig und Voraussetzung für einen straffen Körper.

Die Muskeln stärken

Bereits Generationen von Wissenschaftlern und Sportlern haben sich der Beantwortung einer einzigen Frage verschrieben: Wie baut man Muskulatur auf? Genauer gesagt: Wie gelingt es, den Muskel in seinem Querschnitt zu vergrößern?
Sportmediziner bezeichnen diesen Effekt als Hypertrophie. Biologisch gesehen, ist dieser Mechanismus der Versuch des Muskels, sich vor einer höheren Belastung zu schützen, indem er eine erforderliche Muskelspannung auf eine größere Muskelfläche verteilt.

Ganz schön clever! Ihr Muskel wird also nur dann wachsen, wenn Sie ihn regelmäßig einer Spannung aussetzen, an die er nicht gewöhnt ist. Krafttraining ist deswegen allen anderen Sportarten in puncto Muskelaufbau überlegen, weil es nur mit seiner Hilfe möglich ist, diese Muskelspannung in Höhe und Zeitdauer exakt zu dosieren. Das sollten Sie sich zunutze machen!

Was im Muskel passiert

Um Veränderungen in der Muskulatur zu erreichen, ist immer ein Kraftreiz erforderlich. Dieser ist dadurch definiert, dass Sie mindestens 30 Prozent Ihrer maximal möglichen Muskelkraft einsetzen müssen. Jede Anstrengung, die unter diesem Wert liegt, wird schon dem Ausdauerbereich zugeordnet.
Der entscheidende Punkt ist, dass bei einem Einsatz von mindestens 30 Prozent der Maximalkraft eine Behinderung der Durchblutung im Muskel stattfindet. Ab 50 Prozent der Maximalkraft findet dann gar keine Durchblutung mehr statt. Das ist weder gefährlich noch schädlich. Liegt also ein solcher Kraftreiz vor, wird die Energiequelle des Muskels, das sogenannte ATP (Adenosintriphosphat), verbraucht. Das wiederum aktiviert den genetischen Zellapparat. Diese Gene steuern dann den vermehrten Eiweißeinbau in den Muskel – er wächst.

Was ein Kraftreiz bewirkt

Je nach Dauer des Kraftreizes verbessern sich die Kraftausdauer, die Maximalkraft und der Muskelumfang. Unter Kraftausdauer wird dabei die Fähigkeit des Muskels verstanden, möglichst lan-

ge gegen einen Widerstand zu arbeiten. Entscheidend für diese Fähigkeit sind große Energiespeicher in der gesamten Körpermuskulatur.
Maximalkraft wird im Allgemeinen als die Kraft definiert, die der Muskel gerade einmal bewegen kann. Um eine hohe Maximalkraft zu erreichen, müssen möglichst viele Muskelfasern an der Bewegung mitarbeiten.
Um den Muskelumfang bzw. die Muskelmasse zu erhöhen, ist es notwendig, den Trainingsreiz so zu gestalten, dass die vorhandenen Muskelfasern durch Eiweißanlagerung in ihrem Umfang zunehmen.
Die Dauer des Kraftreizes ist in unseren Übungen durch die Zahl der Wiederholungen definiert. Für jede Art des Muskeltrainings wird Ihnen bei jeder Übung eine bestimmte Wiederholungszahl vorgegeben.

Satz für Satz

Aus unserer Erfahrung heraus können wir Ihnen Folgendes sagen: Das Ein-Satz-Training ist nur etwas für Könner oder Profis. Es ist zwar sehr verlockend, weil zeitsparend – dem Anfänger wird es aber nicht gelingen, innerhalb eines Satzes seine Muskulatur zu erschöpfen. Im Übrigen birgt das Ein-Satz-Training ein deutlich höheres Verletzungsrisiko, da in einer sehr kurzen Zeit eine große Last bewegt wird.
Zu viele Sätze pro Übung sind aber für den Muskelaufbau ebenso ineffektiv. Bewährt haben sich drei bis fünf Sätze (Durchgänge) pro Übung.

So planen Sie Ihr Krafttraining

Wie beim Ausdauertraining gilt es, zwischen unterschiedlichen Trainingsmethoden zu wechseln, um einen Stillstand in der Leistungsentwicklung zu verhindern. Unser Fahrplan beinhaltet drei Trainingsphasen, die nacheinander durchlaufen werden.

1 Kraftausdauertraining

Die erste Phase ist eine Vorbereitungszeit. Ihr Körper muss sich erst an die Belastung gewöhnen. Sie sollte mindestens 20 bis 25 Trainingseinheiten umfassen – das sind sieben bis acht Wochen.
In dieser Zeit passieren zwei Dinge mit Ihrem Körper:

- Knorpel, Sehnen und Bänder werden belastbarer.
- In jeder Muskelzelle erhöhen sich die Energievorräte.

2 Muskelaufbautraining

Nach der Kraftausdauer kommt der Muskelaufbau. Bei Frauen wird die Muskulatur straffer, bei Männern wächst der Muskel. Insgesamt sollte die Phase des Muskelaufbautrainings etwa 40 Trainingseinheiten betragen. Bei zweimal Training pro Woche trainieren Sie etwa fünf Monate in diesem Bereich.

3 Maximalkrafttraining

Das Maximalkrafttraining hat den Nutzen, dass nach einer langen Phase des Muskelaufbautrainings der Körper auf ein neues Niveau gebracht werden soll.
Der Muskel lernt durch das Maximalkrafttraining, mehr Muskelfasern an einer Bewegung zu beteiligen. Wenn Sie mit dem Krafttraining beginnen, arbeiten vielleicht 50 bis 70 Prozent der verfügbaren Muskelfasern an der Bewegung mit. Wenn Sie ein Maximalkrafttraining mit wenigen Wiederholungen absolvieren, zwingen Sie den Muskel dazu, mehr Muskelfasern zuzuschalten.
Die Phase des Maximalkrafttrainings ist nicht sehr lang; vier bis maximal sechs Wochen bei ein bis zwei Trainingseinheiten pro Woche genügen.

Den Gegenspieler trainieren

Wenn es Ihr Ziel ist, durch Krafttraining eine bestimmte Muskelgruppe zu betonen, werden Sie dafür intensiv trainieren. Vielleicht wollen Sie zwei- bis dreimal in der Woche Ihre Bauchmuskulatur straffen.
Folgenden Umstand sollten Sie aber bedenken: Jeder Muskel hat einen Gegenspieler. Zu beiden Muskeln gehört ein Gelenk oder ein Gelenksystem. Die Aufgabe beider Muskelgruppen ist es, dieses Gelenk zu stabilisieren und zu bewegen. Das wiederum funktioniert nur, wenn sie sich in einem Gleichgewicht befinden. Deswegen müssen Sie immer auch den »Gegenspieler«-Muskel trainieren (siehe Tabelle). Sonst kann es zu Gelenkproblemen kommen.

Die Gelenke und die zugehörigen Muskelgruppen

Gelenk	Muskelgruppe	Gegenspieler
Knie	Oberschenkelvorderseite	Oberschenkelrückseite
Hüfte	Gesäßmuskulatur	Hüftbeugemuskulatur
Wirbelsäule	Bauchmuskulatur	Rückenmuskulatur
Schulter	Brustmuskulatur	Obere Rückenmuskulatur
Ellbogen	Oberarmvorderseite	Oberarmrückseite

Zusammenstellung der Trainingseinheiten

Auch beim Krafttraining spielt die Verteilung der einzelnen Trainingseinheiten auf die Wochentage eine wichtige Rolle. Um diese Wochenplanung sinnvoll zu gestalten, ist es zunächst wichtig, zu wissen, wie viele Muskelgruppen Sie trainieren wollen. Wenn Sie zum Beispiel nur an Bauch- und Gesäßmuskulatur arbeiten, schaffen Sie das locker in einer Trainingseinheit. Wenn Sie aber alle Muskeln Ihres Körpers trainieren möchten, müssen Sie sie in verschiedene Gruppen einteilen.

Wochenplan Kraftausdauer

Für alle Muskelgruppen gibt es verschiedene Zehn-Minuten-Programme (ab Seite 69). Sie haben damit unterschiedliche Möglichkeiten der Aufteilung. Bis zu sechs Muskelgruppen – 60 Minuten – können in einer Einheit trainiert werden. Nehmen wir an, Sie wollen Ihre Bauch- und Rückenmuskulatur, Ihre Gesäßmuskulatur und Ihre Brustmuskulatur trainieren. Da Sie Anfänger sind, beginnen Sie zunächst mit dem Kraftausdauertraining.

Ihr Wochenplan sieht dann so aus:

Tag	Kraftausdauertraining
Montag	Ruhetag
Dienstag	Training
Mittwoch	Ruhetag
Donnerstag	Training
Freitag	Ruhetag
Samstag	Training
Sonntag	Ruhetag

Wenn Sie sechs oder mehr Muskelgruppen trainieren wollen, verteilen Sie die einzelnen Muskelgruppen auf zwei Trainingsbereiche:

- Trainingsbereich 1: Bauch, Rücken, Oberschenkel
- Trainingsbereich 2: Brust, oberer Rücken, Arme

Der Wochenplan sieht dann so aus:

Tag	Kraftausdauertraining
Montag	Ruhetag
Dienstag	Trainingsbereich 1
Mittwoch	Trainingsbereich 2
Donnerstag	Trainingsbereich 1
Freitag	Trainingsbereich 2
Samstag	Trainingsbereich 1
Sonntag	Trainingsbereich 2

Wochenplan Muskelaufbau

Wenn Sie in die Phase des Muskelaufbautrainings kommen, stehen zwei Trainingseinheiten pro Muskelgruppe auf dem Plan. Die Verteilung auf die Wochentage richtet sich nach der Anzahl der Muskelgruppen.

Muskelaufbautraining

Tag	Bis 6 Muskelgruppen	Mehr als 6 Muskelgruppen
Montag	Ruhetag	Ruhetag
Dienstag	Ruhetag	Trainingsbereich 1
Mittwoch	Training	Trainingsbereich 2
Donnerstag	Ruhetag	Ruhetag
Freitag	Ruhetag	Ruhetag
Samstag	Training	Trainingsbereich 1
Sonntag	Ruhetag	Trainingsbereich 2

Wochenplan Maximalkraft

In der Phase des Maximalkrafttrainings trainieren Sie mit höchstens zwei Trainingseinheiten. Aufgrund der Intensität ist es sinnvoll, die Anzahl der Muskelgruppen pro Trainingseinheit auf vier zu begrenzen.

Maximalkrafttraining: 1 bis 2 Trainingseinheiten pro Woche

Tag	Bis 4 Muskelgruppen	Mehr als 4 Muskelgruppen
Montag	Ruhetag	Ruhetag
Dienstag	Ruhetag	Trainingsbereich 1
Mittwoch	Ruhetag	(Trainingsbereich 2)
Donnerstag	(Training)	Ruhetag
Freitag	Ruhetag	Ruhetag
Samstag	Training	Trainingsbereich 2
Sonntag	Ruhetag	(Trainingsbereich 1)

Beispiel eines persönlichen Trainingsplans

Marion M. findet ihre Arme und ihren Bauch zu schlaff, hat von der Büroarbeit leichte Rückenprobleme, ein bisschen Übergewicht und findet, in ihrem Leben müsste sich grundlegend etwas ändern. So sieht ihr erster Trainingsplan aus:

Sonntag	Nordic Walking (Fettstoffwechseltraining) Kraftausdauertraining Arme	50 Minuten 10 Minuten
Montag	Kraftausdauertraining (Bauch/Rücken)	20 Minuten
Dienstag	Nordic Walking (Schwellenltraining) Kraftausdauertraining Arme	35 Minuten 10 Minuten
Mittwoch	Kraftausdauertraining (Bauch/Rücken)	20 Minuten
Donnerstag	Nordic Walking (Fettstoffwechseltraining) Kraftausdauertraining Arme	50 Minuten 10 Minuten
Freitag	Kraftausdauertraining (Bauch/Rücken)	20 Minuten
Samstag	Ruhetag	

Die besten Tipps für Regeneration und Ernährung

Die richtige Regeneration entscheidet darüber, wie erfolgreich Sie mit Ihrem persönlichen Trainingsplan sind. Das heißt, dass Sie den Ruhetagen genauso viel Aufmerksamkeit schenken sollten wie Ihren Trainingstagen. Und die richtige Ernährung kann natürlich Ihrem Trainingserfolg einen Schub geben. Wir sagen Ihnen, worauf Sie besonders achten müssen.

Die Zeit zwischen den Trainingsabschnitten

Der Trainingsreiz bewirkt im Körper zunächst, dass die Leistungsfähigkeit abnimmt. Wenn das Training beendet ist, kommt erst der eigentliche Effekt: Ihr Körper erholt sich von der vorausgegangenen Belastung und erhöht seine Leistungsbereitschaft. Diese erhöhte Leistungsbereitschaft ist das Ziel.

Die richtige Regenerationszeit

Halten Sie sich also vor Augen, dass Sie nicht während des Trainings besser werden, sondern in der Zeit danach. Wie Sie sich in dieser Zeit verhalten, hat enormen Einfluss auf Ihre nächste Trainingseinheit. Trinken Sie Alkohol, schlafen Sie zu wenig und ernähren Sie sich unzureichend, kann Ihr Training nicht erfolgreich sein. Sie fühlen sich müde, können Ihren Trainingsplan nicht einhalten und wissen nicht einmal, warum. Schenken Sie also nicht nur Ihrem Training, sondern auch der Zeit dazwischen Aufmerksamkeit.

Als Faustregel kann man sagen, je höher die Beanspruchung durch das Training, desto länger die Regenerationszeit. Für Sie heißt das: Nach Muskelaufbautraining und intensivem Ausdauertraining müssen Sie sich länger erholen als nach einer Kraftausdauereinheit und Training im Fettstoffwechselbereich.

Aktive Pausenphasen

Die Pausen in Ihrem Trainingsplan markieren die Phasen, in denen Sie sich aktiv erholen müssen. Genauso ist es in den Regenerationswochen. Diese Wochen mit wenig und nur leichtem Training sollen dem Körper die Gelegenheit geben, die vorausgegangenen Belastungen zu verarbeiten.
Zur Erholung gehört, dass Sie auf Ihren Körper achten. Schlaf und Ernährung spielen hierbei eine große Rolle.

Schlafen ist wichtig

Wenn Sie mit dem Ausdauertraining anfangen, sollten sich viele Schlafprobleme von selbst lösen, denn: Ausdauersportler schlafen besser! Sie schlafen schneller ein, besser durch und haben eine längere Tiefschlafdauer. Das ist eigentlich nicht verwunderlich, denn schlafen ist die beste Regenerationsmaßnahme des Körpers. In der Nacht werden sogenannte Wachstumshormone ausgeschüttet, die unter anderem für Zellwachstum und Fettabbau sorgen.
Wenn Sie unsere Trainingspläne befolgen, werden Sie mehr trainieren, als Sie es bisher gewohnt waren. Folglich sollten Sie sich auch etwas mehr Schlaf gönnen. Mindestens sieben Stunden sollten es sein, und zwar immer! Wer das Bedürfnis nach mehr Schlaf hat, sollte diesem ohne schlechtes Gewissen nachgeben. Vermeiden Sie darüber hinaus alles, was Ihren Schlaf stören könnte: zu viel Koffein, zu schweres Essen und Alkohol.

Ohne die richtige Ernährung keine gute Figur

Wenn Sie ernsthaft Ihre Figur verändern wollen, werden in Zukunft nicht nur Ihre Trainingseinheiten, sondern auch Ihre Ernährung eine neue Rolle in Ihrem Leben spielen.

Die richtigen Nährstoffe

Im Gegensatz zu den sogenannten Diäten geht es allerdings weniger darum, wie viel Sie essen, sondern mehr darum, was Sie essen sollten, denn: Die Zufuhr von Nährstoffen hat zwei wichtige Funktionen zu erfüllen:

- Eine gesunde Basisernährung sorgt dafür, dass die Energiezufuhr konstant bleibt oder sogar reduziert wird (falls Sie abnehmen möchten). Dabei darf es nie zu Mangelzuständen kommen (Vitamine, Mineralstoffe u. a.).
- Jede einzelne Trainingseinheit muss durch den gezielten Einsatz einzelner Nahrungsbestandteile (z.B. Eiweiß für den Muskelaufbau) unterstützt werden.

Die gesunde Basisernährung

Der Umfang dieses Buches reicht nicht aus, um alles Notwendige über eine gesunde Ernährung zu sagen. Und wir sind sicher: Das meiste davon wissen Sie eigentlich, weil Sie es schon oft gehört haben. Jeden Tag kommen neue Bücher auf den Markt und preisen eine neue Form der Ernährung an.

Zehn Ernährungsregeln

Wir wollen dem nicht noch eine weitere Empfehlungsliste hinzufügen, sondern folgen den Ratschlägen der Deutschen Gesellschaft für Ernährung, die ihre zehn Regeln für eine sinnvolle und gesunde Ernährung veröffentlicht hat. Bei diesen Empfehlungen handelt es sich nicht um eine Modeerscheinung, sondern um wissenschaftlich überprüfbare Fakten.

Die zehn praktischen Handlungsanweisungen beinhalten alles, was in Sachen gesunder Basisernährung wichtig ist. Wenn Sie Genaueres über die einzelnen Punkte wissen wollen, schauen Sie doch auf der Internetseite der Deutschen Gesellschaft für Ernährung (www.dge.de) vorbei.

Die DGE empfiehlt eine ausgewogene Vollkost, bei der es Ihnen an nichts fehlen wird:

- Vielseitig essen.
- Reichlich Getreideprodukte (Vollkorn) und Kartoffeln einplanen.
- Täglich Gemüse und Obst – möglichst fünfmal am Tag – essen.
- Täglich Milch und Milchprodukte und ein- bis zweimal in der Woche Fisch auf den Speisezettel setzen. Fleisch, Wurstwaren sowie Eier in Maßen genießen.
- Hochwertige pflanzliche Fette bevorzugen, wenig Fett und wenig fettreiche Lebensmittel essen.
- Zucker und Salz sparsam verwenden.
- Viel trinken, vor allem Wasser, Tees und verdünnte Säfte.
- Die Speisen schmackhaft und schonend zubereiten. Wenig Fastfood!
- Nehmen Sie sich Zeit, genießen Sie Ihr Essen.
- Achten Sie auf Ihr Gewicht, und bleiben Sie in Bewegung.

Richtig essen beim Sport

Erst der gezielte Einsatz einzelner Nahrungsbestandteile holt aus einer Trainingseinheit den ganzen Nutzen heraus. Im schlechtesten Fall können Sie sich durch die falsche Ernährung Ihr ganzes Training ruinieren!
Vor allem Kohlenhydrate und Eiweiße haben in diesem Zusammenhang eine große Bedeutung.

Eiweiß und Muskulatur

Krafttraining greift die Muskulatur an. Diese wird erst nach dem Training wieder aufgebaut – vorausgesetzt, es steht ausreichend Baumaterial zur Verfügung. Dieses Baumaterial ist das Eiweiß – und die sogenannten Aminosäuren sind die einzelnen Bausteine des Eiweiß. Essenzielle Aminosäuren kann der Körper nicht selbst herstellen und semiessenzielle nur in begrenztem Umfang. Die nicht essenziellen Aminosäuren werden von den Zellen produziert.
Die Deutsche Gesellschaft für Ernährung empfiehlt eine Eiweißaufnahme von 0,8 bis 1,2 Gramm pro Kilogramm Körpergewicht. Damit können Sie aber keine Muskulatur aufbauen. Optimal für Sie sind 1,5 bis 2,5 Gramm pro Kilogramm Körpergewicht.
Es wird schwierig werden, diese Menge über die normale Nahrung aufzunehmen. Wir empfehlen Ihnen daher, wenn Sie häufig trainieren, ein Eiweißpräparat aus der Apotheke. In diesem Präparat sollten alle Formen von Aminosäuren enthalten sein.

Kohlenhydrate und Ausdauer

Zunächst stellen Sie sich bitte die Frage: Was ist heute das Ziel meines Trainings? Danach richtet sich der Einsatz der Kohlenhydrate. Grundsätzlich bewirkt eine reichliche Kohlenhydratzufuhr (mehr als ein Gramm pro Kilogramm Körpergewicht) vor dem Training, dass sich der Energiestoffwechsel auf Kohlenhydratverbrennung einstellt. Das ist der Energieträger, der am leichtesten verbrannt werden kann.

Wenn Sie ein intensives Schwellentraining oder ein anaerobes Training vor sich haben, ist eine erhöhte Kohlenhydratzufuhr sinnvoll, weil Sie Ihren Kohlenhydratstoffwechsel trainieren wollen. Die vorher zugeführten Kohlenhydrate haben dann eine leistungssteigernde Wirkung, weil sie die Belastungszeit um 20 Prozent erhöhen.

Wenn aber Aufgabe des Trainings eine Verbesserung des Fettstoffwechsels ist, kann die Zufuhr von Kohlenhydraten von Nachteil sein. In diesem Fall sollte die letzte kohlenhydratreiche Mahlzeit mindestens drei Stunden zurückliegen.

Genügend trinken

Wenn Sie trainieren, schwitzen Sie und verbrennen Kohlenhydrate – je intensiver, desto mehr. Ein schnelles Auffüllen der Wasserdepots ist für die Regeneration von enormer Bedeutung. Je nach Außentemperatur und Intensität der Belastung verlieren Sie pro Stunde etwa ein bis eineinhalb Liter Flüssigkeit! Das müssen Sie nach dem Training ausgleichen. Dabei sollten Sie beachten, dass Sie bei einem Liter Flüssigkeitsverlust etwa zwei Liter trinken müssen. Der Körper kann nämlich nicht die ganze Flüssigkeit speichern, die Sie zuführen.

Die Welt der Aminosäuren

Die Aminosäuren, gemeinhin als Eiweiß bekannt, unterstützen viele verschiedene Funktionen in unserem Körper.

Die unterschiedlichen Eiweißbausteine

- Essenzielle Aminosäuren: Leusin, Isoleucin, Valin, Lysin, Methionin, Phenylalanin, Threonin, Tryptophan
- Semiessenzielle Aminosäuren: Histidin, Arginin, Cystein, Tyrosin
- Nicht essenzielle Aminosäuren: Alanin, Asparagin, Glutamin, Glycin, Prolin, Serin, Ornithin

Lassen Sie sich nicht irgendein beliebiges Eiweißpräparat verkaufen, sondern kontrollieren Sie selbst die Inhaltsstoffe. Es lohnt sich, denn die unterschiedliche Wirkung der einzelnen Aminosäuren ist erstaunlich!

Was Aminosäuren bewirken

- Unterstützung des Muskelaufbaus
  Die Aminosäuren Arginin, Ornithin, Tryptophan, Valin, Leucin und Isoleucin fördern den Aufbau neuer Gewebsstrukturen.
- Förderung des Fettabbaus
  Die Aminosäuren Arginin und Ornithin aktivieren das sogenannte Wachstumshormon, das den Muskelauf- und Fettabbau fördert.
- Förderung der Regeneration
  Die Aminosäuren Glutamin, Valin, Leucin und Isoleucin

haben eine schonende Wirkung auf die Kohlenhydratspeicher und fördern die Neueinlagerung von Kohlenhydraten in die Muskulatur.

- Stabilisierung des Immunsystems
  Glutamin ist für die Funktionsfähigkeit und Abwehrbereitschaft des Immunsystems von großer Bedeutung.
- Förderung des Schlafs
  Schlaf ist die wichtigste Erholungsmaßnahme für den Körper und vor allem für das Gehirn. Tryptophan hat die Wirkung eines milden Schlafmittels. In Verbindung mit Arginin und Ornithin unterstützt es den Muskelaufbau in der Nacht.

Bevor es losgeht

Bevor Sie nun endlich mit dem Training loslegen, haben wir die wichtigsten Tipps und Begriffserklärungen auf den folgenden Seiten noch einmal übersichtlich für Sie zusammengestellt. So wird Ihnen die Arbeit mit diesem Buch erleichtert, und Sie werden bestimmt viel Spaß beim Üben haben. Außerdem sagen wir Ihnen, wie Sie die Tests, die zu Anfang jedes Kapitels zu den einzelnen Muskelgruppen stehen, korrekt durchführen und auswerten.

Sinnvoll trainieren

Jede Übungseinheit lässt sich in drei Phasen aufteilen: Die Vorbereitung, in der Sie langsam warm werden, das eigentliche Workout und die Entspannung, mit der Sie Ihrem Körper die Gelegenheit geben, »runterzukommen«. Alle drei Phasen sind gleich wichtig, und Sie sollten nach Möglichkeit keine davon überspringen!

Vor dem Workout

Kurbeln Sie den Kreislauf an, und bereiten Sie die Muskulatur auf die folgende Belastung vor. Dies ist vor allem dann sinnvoll, wenn Sie vor dem Krafttraining nicht körperlich aktiv waren. Sanftes Aufwärmen für Anfänger oder Untrainierte gelingt durch Treten auf der Stelle oder leichtes Schwingen der Arme mit gebeugten Knien. Wenn Sie sich vor anstrengenden Muskelübungen etwas mehr aufwärmen möchten, Ihr Kreislauf also so richtig in Schwung kommen soll, ziehen Sie die Knie beim Treten auf der Stelle abwechselnd hoch und kreisen mit den Armen. Springen Sie auf der Stelle, und klatschen Sie die Hände über dem Kopf zusammen. Laufen Sie anschließend noch ein wenig auf der Stelle. Das ganze Aufwärmen sollte ungefähr 5–10 Minuten dauern.

Wichtige Tipps fürs Training

- Um Fehlbelastungen zu vermeiden, finden Sie für jeden Trainingsbereich einen eigenen Eingangstest, der Sie sicher durch das Programm führt. Mit Hilfe der Testbewertung erhalten Sie eine persönliche Empfehlung zur Übungsauswahl.

- Die Übungen für die Muskelgruppen sind von leicht nach schwer sortiert. Fällt Ihnen eine Übung nach mehreren Trainingseinheiten zu leicht, wechseln Sie zur nächsten Schwierigkeitsstufe.
- Um das Übungsprogramm möglichst abwechslungsreich zu gestalten, werden einige Übungen mit Zusatzgeräten durchgeführt. Neben Gegenständen des Alltags, wie zum Beispiel ein Stuhl, kommen auch Geräte wie Kleinhanteln, Gymnastikband oder Gymnastikball zum Einsatz. Letztere gibt es in verschiedenen Größen und Farben. Für Sie ist ein Ball genau richtig, wenn Ihre Oberschenkel beim Sitzen fast parallel zum Boden stehen.
- Personen mit Beschwerden und/oder in therapeutischer Behandlung sollten vor Trainingsbeginn dringend den Rat ihres Arztes einholen.
- Achten Sie bei allen Übungen auf die exakte Ausführung. Gleichmäßige Bewegungen erhöhen den Trainingseffekt und schonen die Gelenke.
- Halten Sie während des Übens permanent die Muskelspannung. Nur so erzielen Sie den maximalen Effekt.
- Atmen Sie beim Üben ruhig und gleichmäßig. Pressatmung oder Luftanhalten hemmen die Blutzirkulation.
- Vermeiden Sie Überlastungen! Die jeweiligen Übungen dürfen nur schmerzfrei durchgeführt werden.

Bitte nicht übertreiben!

»Wo ein Wille ist, da ist auch ein Weg!« – Das ist korrekt! Sie müssen jedoch, Ehrgeiz hin oder her, die passende Richtung einschlagen. Ein gesundes Maß an Ehrgeiz ist notwendig, um Ziele zu erreichen und zu verwirklichen. Versuchen Sie, über Regelmäßigkeit und Ausdauer Ihre Wünsche zu verwirklichen. Kurzfristige Maßnahmen haben keine langfristige Wirkung. Wer jedoch die Signale seines Körpers konsequent ignoriert, gefährdet seine Gesundheit. Hören Sie also auf Ihren Körper!

Nach dem Workout

Die richtige Entspannung zeigt Wirkung. Vermeiden Sie ein abruptes Ende Ihres Kräftigungsprogramms, und gönnen Sie sich einige Minuten der Entspannung und Erholung. Sanfte Dehnungsübungen (siehe Seite 209 ff.) sind ein idealer Ausklang.

Wichtige Begriffe

Einige Begriffe werden Ihnen immer wieder über den Weg laufen, besonders, wenn Sie Anfänger sind und noch nicht viel Erfahrung mit dem Training haben.

Schwierigkeit

Die Schwierigkeit einer Übung sagt etwas aus über ihre Intensität. Von Übungen, die uns leichtfallen, können wir mehr Wiederholungen machen als bei schweren Übungen. Diese Übungen sind von der Belastung her intensiver.

Wiederholungen

Wenn Sie eine Übung ein Mal ausführen, zum Beispiel ein Bein anheben und wieder senken, ist das eine Wiederholung. Mit der Wiederholungszahl sollten Sie bei jeder Übung eine gewisse Erschöpfung des Muskels erzielen: Sie spüren ein deutliches Ziehen in der Muskulatur und können nur noch wenige Wiederholungen ausführen. Schaffen Sie das nicht, ist die Übung wahrscheinlich zu leicht für Ihren Trainingszustand.

Bewegungsablauf

Sie können eine Übung sehr schnell oder auch sehr langsam ausführen. Beides ist nicht optimal. Eine Wiederholung sollte etwa zwei Sekunden dauern. Es gibt spezielle Methoden, bei denen die Geschwindigkeit variiert. Diese bleibt jedoch Spezialisten vorbehalten. Achten Sie bitte immer auf einen gleichmäßigen Bewegungsablauf, und arbeiten Sie ohne Schwung und hektische Bewegungen.

Was die Angaben bei den einzelnen Übungen bedeuten

Jede Übung in diesem Buch ist gleich aufgebaut (außer den Dehnübungen, siehe Seiten 209 bis 222). Folgende Angaben sind immer enthalten:

Trainingsziel

Bei der Ausführung jeder Übung müssen Sie sich nach Ihrem Trainingsziel richten – je nachdem, ob Sie Kraftausdauer, Muskelumfang oder Maximalkraft trainieren wollen. Die verschiedenen Trainingsziele unterscheiden sich durch die Anzahl der ausgeführten Wiederholungen und die Anzahl der vorgegebenen Sätze.
Mehr über Trainingsziele und Trainingspläne für das Krafttraining erfahren Sie auf den Seiten 39 bis 48.

Belastungszeit

Ist bei einer Übung nur eine Belastungszeit angegeben, halten Sie die Endposition einfach über den vorgegebenen Zeitraum. Bei dynamischen Bewegungen dauert eine Wiederholung in der Regel etwa zwei bis drei Sekunden.

Sätze

Die vorgeschlagenen Wiederholungen, die ohne Pause hintereinander absolviert werden, bilden einen Satz.
Die Sätze geben an, wie viele Durchgänge Sie von einer Übung nacheinander machen sollten.

Pause

Die Pausenzeit gibt Ihnen vor, wie lange die Pausen zwischen den einzelnen Sätzen sein sollten.

Häufigkeit

Außerdem wird Ihnen noch einmal gezeigt, wie oft pro Woche Sie die Übungseinheit durchführen können, ohne sich zu überlasten.

	Kraftausdauer	Muskelumfang	Maximalkraft
Belastungszeit	45–60 Sek.	20–25 Sek.	5–10 Sek.
Wiederholungen	20–40	10–12	3–5
Satzzahl	4–6	3–5	2–4
Pausenzeit	30–60 Sek.	2–3 Min.	3–4 Min.
Trainingseinheiten/Woche	2–3	1–2	1

Erst testen, dann trainieren

Um herauszufinden, welcher Schwierigkeitsgrad von Übungen für Sie geeignet ist, gibt es vor jedem Übungsteil eine Testübung für die entsprechende Muskelgruppe. Sie schaffen zum Beispiel im Test für die gerade Bauchmuskulatur 20 Wiederholungen. Dann können Sie unter den leichten bis mittelschweren Übungen aussuchen, was Ihnen gefällt, wenn Sie Ihre Kraftausdauer im Bauchmuskelbereich trainieren möchten.
Ob Sie Kraftausdauer, Muskelumfang oder Maximalkraft trainieren sollten, hängt von Ihren Zielen und von Ihrem derzeitigen Trainingsplan (siehe Seite 43 ff.) ab.

Die zweite Seite nicht vergessen
Die Auswertung gilt für die Tests bei allen Muskelgruppen (außer dem für die Oberarmvorderseite auf Seite 195). Werden bei einem Test zwei Körperseiten getestet (linkes Bein/rechtes Bein; linker Arm/rechter Arm), ist für Ihr Testergebnis immer die schwächere Seite maßgeblich!

Dauer des Tests
Die Testübungen werden bis zur völligen Erschöpfung durchgeführt, das heißt, bis Sie keine Wiederholung mit korrekter Übungsausführung mehr machen können. Die Wiederholungen zählen also nur, solange Sie langsam und gleichmäßig weiteratmen und nicht anfangen, Schwung zu holen, zu wackeln oder sich zu verdrehen.

Auswertung
0–15 Wiederholungen
Kraftausdauer: leichte Übungen
Muskelumfang: mittelschwere Übungen
Maximalkraft: schwere Übungen

16–25 Wiederholungen
Kraftausdauer: leichte bis mittelschwere Übungen
Muskelumfang: schwere Übungen
Maximalkraft: sehr schwere Übungen

> 25 Wiederholungen
Kraftausdauer: mittelschwere bis schwere Übungen
Muskelumfang: schwer bis sehr schwere Übungen
Maximalkraft: sehr schwere Übungen

Beenden Sie die Wiederholungen auf jeden Fall sofort bei Schmerz, Erschöpfung oder wenn Sie mit Schwung arbeiten müssen!

Die besten Übungen für einen festen Bauch

Das Erscheinungsbild und die Kraft unserer Bauchmuskulatur hängen vor allem von zwei großen Muskelgruppen ab: der geraden und der schrägen Bauchmuskulatur, die vor allem die Taille formen. Für beide Bereiche finden Sie in diesem Kapitel viele Übungen im Schwierigkeitsgrad von ganz leicht bis sehr schwer.

Die gerade Bauchmuskulatur

Im Blickpunkt eines gut trainierten und wohlgeformten Körpers ist die Bauchmuskulatur.

Der Wunsch, durch ein Bauchmuskeltraining abzunehmen, ist leider nicht zu erfüllen. Es ist ein bis heute noch immer weitverbreiteter Irrglaube, man könne den Bauchumfang durch Muskeltraining reduzieren. Wenn Sie eine schlankere Körpermitte haben wollen, müssen Sie mit ziemlicher Sicherheit zunächst Ihr Gewicht verringern. Strategien zur Fettreduktion finden Sie im vorderen Teil des Buches (ab Seite 20).

Unsere Übungen können Ihnen aber sehr gut bei der Formung der kritischen Partien helfen.

Nicht nur optisch von Bedeutung

Die gerade Bauchmuskulatur ist jedoch nicht nur optisch von großer Bedeutung. Zusammen mit der Rückenmuskulatur bildet sie zudem ein wichtiges Stützkorsett für unsere Wirbelsäule. Wer intensiv und regelmäßig die Bauchmuskulatur kräftigt, sollte ebenfalls die Rückenmuskulatur trainieren (ab Seite 201), um ein Ungleichgewicht zu vermeiden.

Für manche der Bauchübungen in diesem Kapitel sind Hilfsmittel wie ein Stuhl, ein Gymnastikball oder ein Gymnastikband notwendig. Sehen Sie sich die Übungen an, und legen Sie bereit, was Sie brauchen.

Welche Übung ist für Sie geeignet?

Bevor Sie mit dem Training beginnen, ermitteln Sie mit Hilfe des folgenden Tests (siehe Seite 72), welche der Übungen für Sie geeignet sind. Treffen Sie Ihre Auswahl für Ihr Trainingsprogramm unter den Bauchmuskelübungen dieses Kapitels danach, wie viele Wiederholungen Sie mit dem Test schaffen.
Die Angaben für die Auswertung dieses und aller folgenden Tests (außer für die Oberarmvorderseite) finden Sie auf Seite 68.

Testübung für die gerade Bauchmuskulatur

Ausgangsposition

Legen Sie sich auf den Rücken, und strecken Sie die überkreuzten Beine gerade nach oben zur Decke.
Schieben Sie die Arme nach vorn, und heben Sie den Oberkörper etwas vom Boden ab.
Achten Sie auf eine stabile Halswirbelsäule, indem Sie das Kinn etwas zum Brustbein ziehen.

Endposition

Rollen Sie beim Ausatmen den Oberkörper ein. Schieben Sie nun Ihre Hände so weit wie möglich nach vorn. Ihre Arme bleiben dabei gestreckt und parallel zum Boden.
Gehen Sie anschließend wieder zurück in die Ausgangsposition.
Zählen Sie, wie oft Sie sich nach vorn strecken können. Eine Wiederholung soll etwa zwei Sekunden dauern.

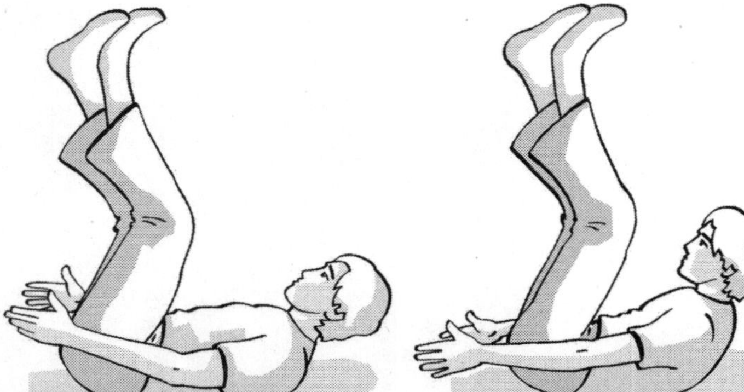

Übung 1 – gerade Bauchmuskulatur – leicht

Kraftausdauer	1 Min. Belastungszeit · 4–6 Sätze · 1 Minute Pause · 2–3 pro Woche
Muskelumfang	25 Sek. Belastungszeit · 3–5 Sätze · 2 Minuten Pause · 1–2 pro Woche
Maximalkraft	10 Sek. Belastungszeit · 2–4 Sätze · 3–4 Minuten Pause · 1 pro Woche

Ausgangsposition

Legen Sie sich auf den Rücken, und winkeln Sie die Beine an. Stemmen Sie die Fersen mit leichtem Druck gegen den Boden. Legen Sie sich den Gymnastikball auf den Bauch, und fixieren Sie den Ball zwischen Ihren Armen und Oberschenkeln.

Endposition

Ziehen Sie den Bauchnabel ein, und drücken Sie gleichzeitig mit den Unterarmen kräftig nach vorn gegen den Ball.
Die Handflächen zeigen dabei nach oben. Atmen Sie gleichmäßig weiter, und halten Sie die Spannung.
Drücken Sie sich nicht ins Hohlkreuz.

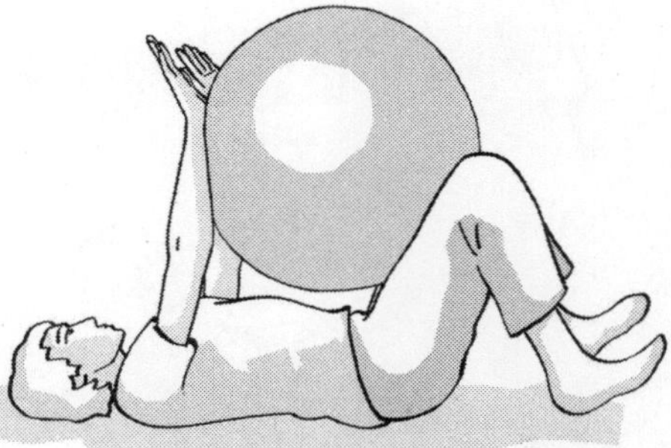

Übung 2 – gerade Bauchmuskulatur – leicht

Kraftausdauer 20–40 Wiederholungen • 4–6 Sätze • 1 Minute Pause • 2–3 pro Woche
Muskelumfang 10–12 Wiederholungen • 3–5 Sätze • 2 Minuten Pause • 1–2 pro Woche
Maximalkraft 3–5 Wiederholungen • 2–4 Sätze • 3–4 Minuten Pause • 1 pro Woche

Ausgangsposition

Legen Sie sich auf den Rücken, und winkeln Sie die Beine an. Drücken Sie die Fersen gegen den Boden, und strecken Sie die Arme nach vorn.
Ziehen Sie das Kinn zur Brust, um den Kopf zu stabilisieren, und heben Sie den Oberkörper leicht vom Boden ab.

Endposition

Beim Ausatmen ziehen Sie die Bauchdecke ein und rollen den Oberkörper weiter nach vorn. Die Schulterblätter haben keinen Kontakt mehr zur Unterlage.
Die Lendenwirbelsäule bleibt stabil am Boden.
Gehen Sie anschließend zurück in die Ausgangsposition, ohne die Schultern ganz abzusetzen.

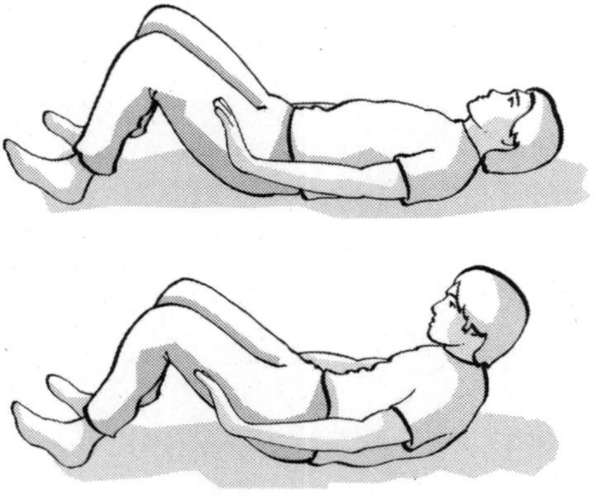

Übung 3 – gerade Bauchmuskulatur – leicht

Kraftausdauer	20–40 Wiederholungen · 4–6 Sätze · 1 Minute Pause · 2–3 pro Woche
Muskelumfang	10–12 Wiederholungen · 3–5 Sätze · 2 Minuten Pause · 1–2 pro Woche
Maximalkraft	3–5 Wiederholungen · 2–4 Sätze · 3–4 Minuten Pause · 1 pro Woche

Ausgangsposition

Über eine veränderte Armstellung können Sie den Schwierigkeitsgrad der vorherigen Übung etwas steigern: Legen Sie die Arme überkreuzt auf Ihre Schultern, und heben Sie den Oberkörper etwas von der Unterlage ab.

Endposition

Rollen Sie den Oberkörper nach vorn, bis die Schultern keinen Kontakt zum Boden haben.
Atmen Sie beim Anheben aus, und senken Sie anschließend den Oberkörper zum Boden, ohne ihn wieder abzulegen.

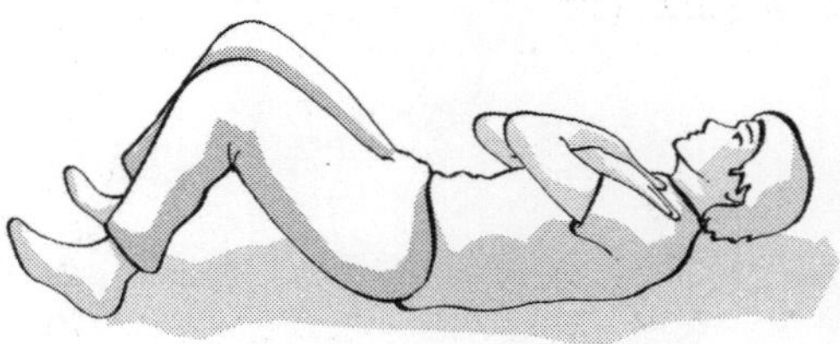

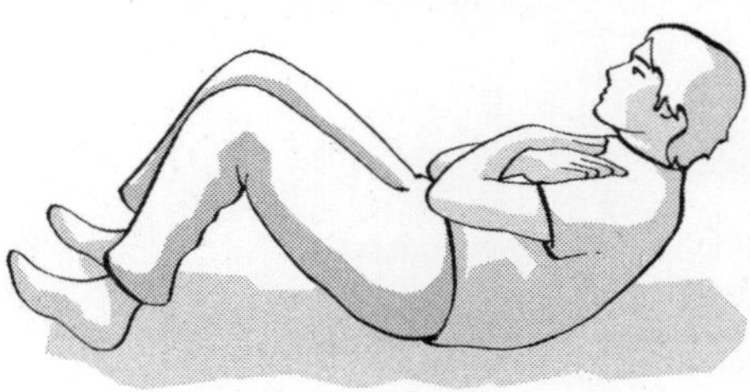

Übung 4 – gerade Bauchmuskulatur – leicht

Kraftausdauer	Belastungszeit: 1 Min. · 4–6 Sätze · 1 Minute Pause · 2–3 pro Woche
Muskelumfang	Belastungszeit: 25 Sek. · 3–5 Sätze · 2 Minuten Pause · 1–2 pro Woche
Maximalkraft	Belastungszeit: 10 Sek. · 2–4 Sätze · 3–4 Minuten Pause · 1 pro Woche

Ausgangsposition

Knien Sie sich im Vierfüßerstand auf den Boden. Die Füße sind dabei auf die Zehen gestellt.
Der Kopf ist in Verlängerung des Rückens und bildet eine gerade Linie mit diesem.

Endposition

Ziehen Sie beim Ausatmen die Bauchdecke ein, und heben Sie beide Knie minimal vom Boden ab.
Halten Sie diese Stellung über die oben beschriebene Belastungsdauer.
Achten Sie darauf, dass Ihr Rücken gerade bleibt.

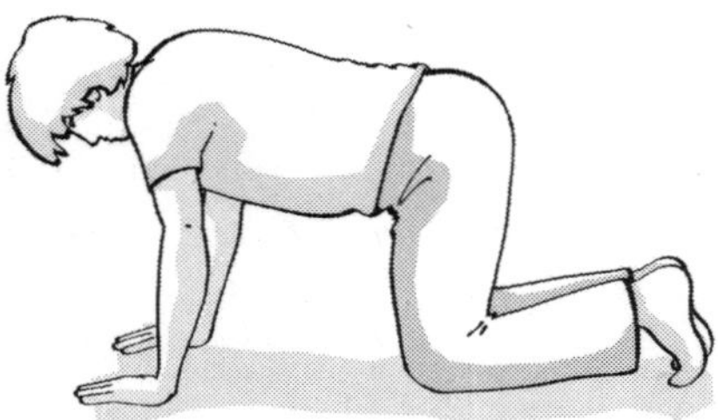

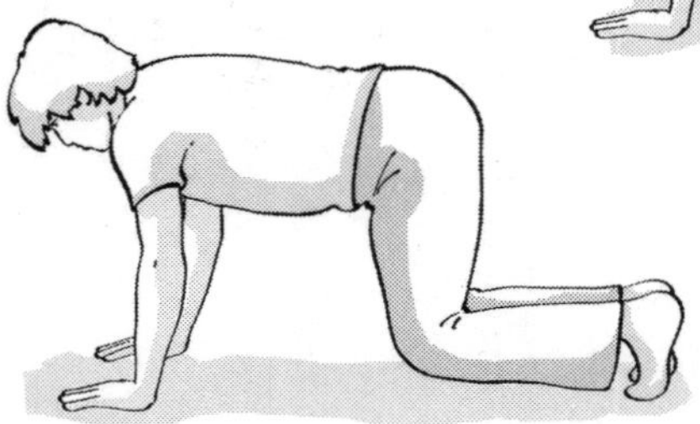

Übung 5 – gerade Bauchmuskulatur – leicht

Kraftausdauer 20–40 Wiederholungen · 4–6 Sätze · 1 Minute Pause · 2–3 pro Woche
Muskelumfang 10–12 Wiederholungen · 3–5 Sätze · 2 Minuten Pause · 1–2 pro Woche
Maximalkraft 3–5 Wiederholungen · 2–4 Sätze · 3–4 Minuten Pause · 1 pro Woche

Ausgangsposition
Legen Sie sich auf den Rücken, und heben Sie die Beine abgewinkelt vom Boden ab.
Überkreuzen Sie die Unterschenkel, und drücken Sie die Lendenwirbelsäule gegen den Boden.

Endposition
Beim Ausatmen ziehen Sie die Bauchdecke ein und schieben die Beine langsam nach vorn und wieder zurück.
Je weiter Sie die Beine nach vorn bewegen, umso schwerer ist die Übung.
Halten Sie die Lendenwirbelsäule stabil, und kippen Sie nicht ins Hohlkreuz.

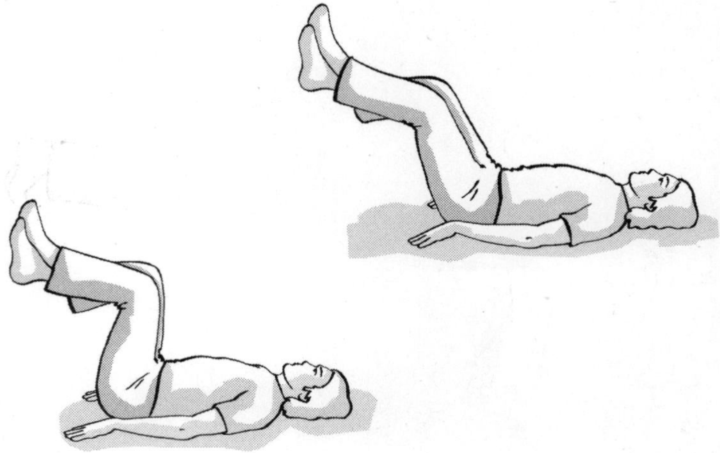

Übung 6 – gerade Bauchmuskulatur – leicht

Kraftausdauer 20–40 Wiederholungen · 4–6 Sätze · 1 Minute Pause · 2–3 pro Woche

Muskelumfang 10–12 Wiederholungen · 3–5 Sätze · 2 Minuten Pause · 1–2 pro Woche

Maximalkraft 3–5 Wiederholungen · 2–4 Sätze · 3–4 Minuten Pause · 1 pro Woche

Ausgangsposition

Legen Sie sich auf den Rücken, und stellen Sie die Beine auf einen Gymnastikball oder Stuhl.
Heben Sie den Oberkörper etwas von der Unterlage ab, indem Sie die Hände nach vorn schieben. Ziehen Sie das Kinn etwas in Richtung Brustbein.

Endposition

Rollen Sie den Oberkörper weiter nach oben, bis die Schulterblätter die Unterlage nicht mehr berühren. Atmen Sie dabei aus, und halten Sie den Kopf stabil.
Senken Sie anschließend den Oberkörper wieder nach unten, ohne ihn ganz abzusetzen.

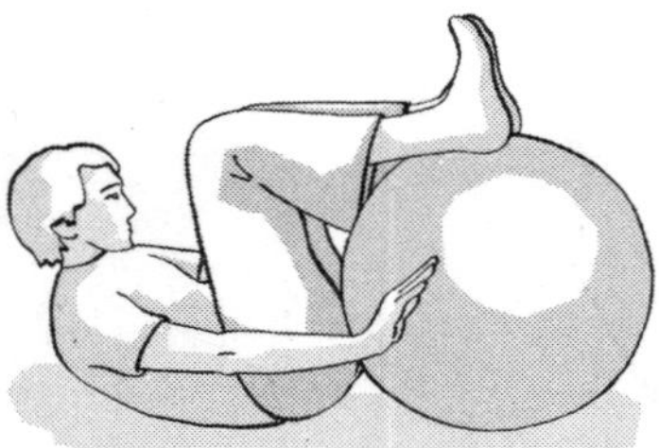

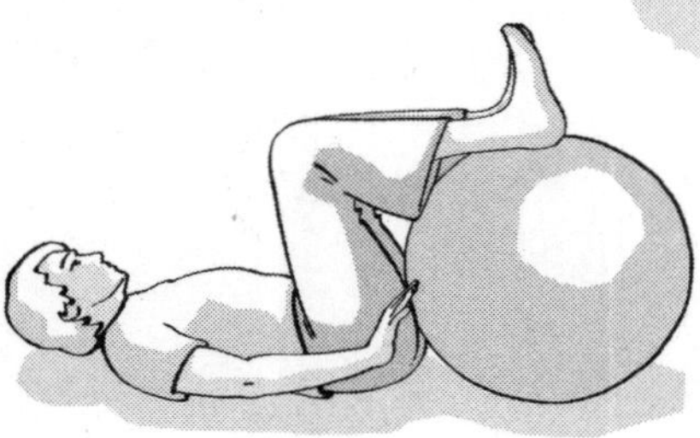

Übung 7 – gerade Bauchmuskulatur – mittelschwer

Kraftausdauer 20–40 Wiederholungen · 4–6 Sätze · 1 Minute Pause · 2–3 pro Woche

Muskelumfang 10–12 Wiederholungen · 3–5 Sätze · 2 Minuten Pause · 1–2 pro Woche

Maximalkraft 3–5 Wiederholungen · 2–4 Sätze · 3–4 Minuten Pause · 1 pro Woche

Ausgangsposition

Legen Sie sich auf den Rücken, und winkeln Sie Ihre Beine an. Drücken Sie die Fersen gegen den Boden, und berühren Sie mit den Fingerkuppen leicht Ihren Hinterkopf. Die Ellbogen zeigen dabei nach außen.
Heben Sie den Oberkörper etwas vom Boden ab.

Endposition

Rollen Sie den Oberkörper beim Ausatmen nach oben, bis die Schulterblätter vom Boden abheben. Die Hände unterstützen mit geringem Druck die stabile Stellung des Kopfes.
Gehen Sie anschließend zurück in die Ausgangsposition, ohne die Spannung abzubauen.

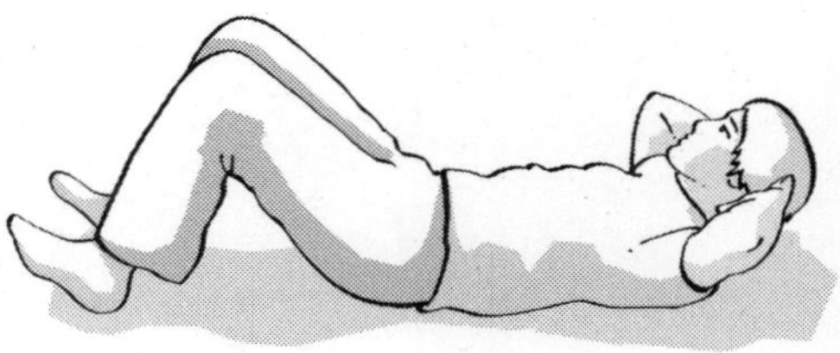

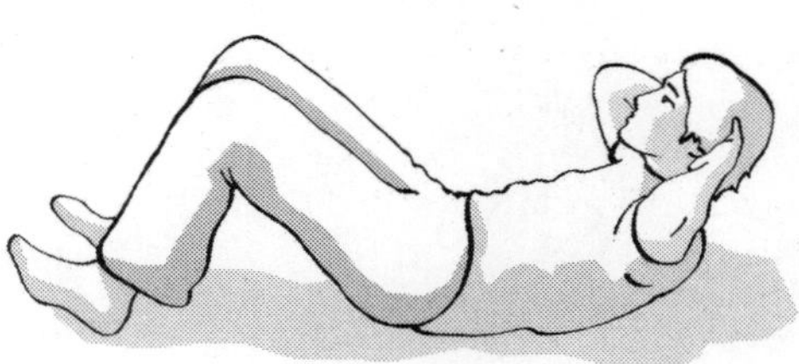

Übung 8 – gerade Bauchmuskulatur – mittelschwer

Kraftausdauer 20–40 Wiederholungen · 4–6 Sätze · 1 Minute Pause · 2–3 pro Woche
Muskelumfang 10–12 Wiederholungen · 3–5 Sätze · 2 Minuten Pause · 1–2 pro Woche
Maximalkraft 3–5 Wiederholungen · 2–4 Sätze · 3–4 Minuten Pause · 1 pro Woche

Ausgangsposition

Legen Sie sich auf den Boden, und heben Sie die Beine angewinkelt ab. Überkreuzen Sie die Unterschenkel.
Ziehen Sie das Kinn in Richtung Brustbein, und schieben Sie die Arme nach vorn. Heben Sie dabei den Oberkörper etwas von der Unterlage ab.

Endposition

Schieben Sie die Arme weiter nach vorn, und heben Sie die Schulterblätter vom Boden ab. Gehen Sie anschließend zurück in die Ausgangsstellung.
Die Stellung der Beine darf nicht verändert werden. Achten Sie auf die korrekte Stellung des Kopfes.

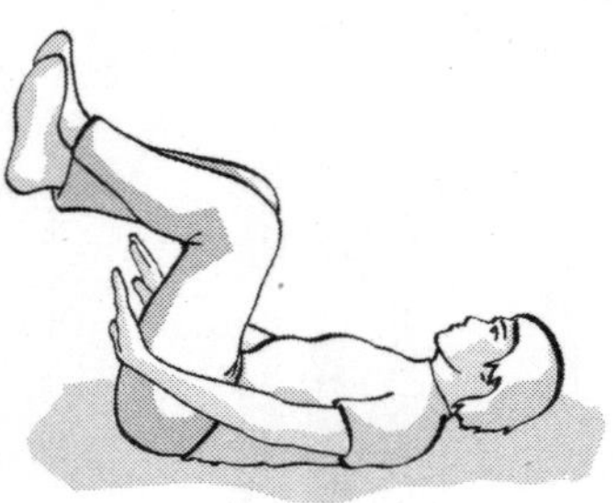

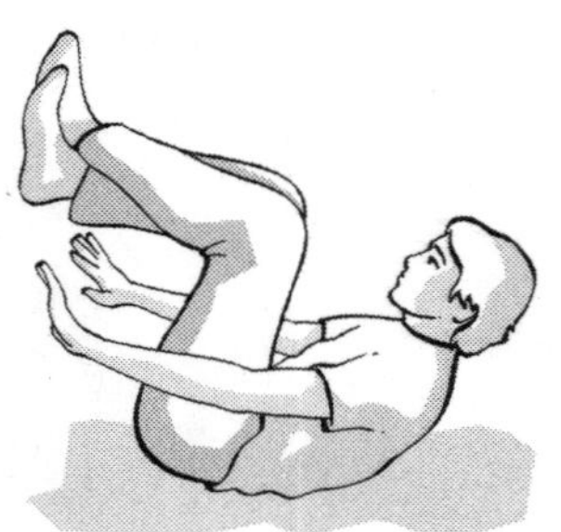

Übung 9 – gerade Bauchmuskulatur – mittelschwer

Kraftausdauer 20–40 Wiederholungen • 4–6 Sätze • 1 Minute Pause • 2–3 pro Woche
Muskelumfang 10–12 Wiederholungen • 3–5 Sätze • 2 Minuten Pause • 1–2 pro Woche
Maximalkraft 3–5 Wiederholungen • 2–4 Sätze • 3–4 Minuten Pause • 1 pro Woche

Ausgangsposition

Legen Sie sich mit angewinkelten Beinen auf den Rücken. Überkreuzen Sie die Unterschenkel.
Legen Sie die Hände ebenfalls überkreuzt auf die Schultern, und heben Sie den Oberkörper etwas vom Boden ab. Ziehen Sie das Kinn leicht zur Brust.

Endposition

Rollen Sie den Oberkörper beim Ausatmen nach vorn ein. Halten Sie Ihren Kopf stabil, und verändern Sie die Position der Beine nicht.
Wechseln Sie anschließend langsam zurück in die Ausgangsposition, ohne die Spannung zu verlieren.

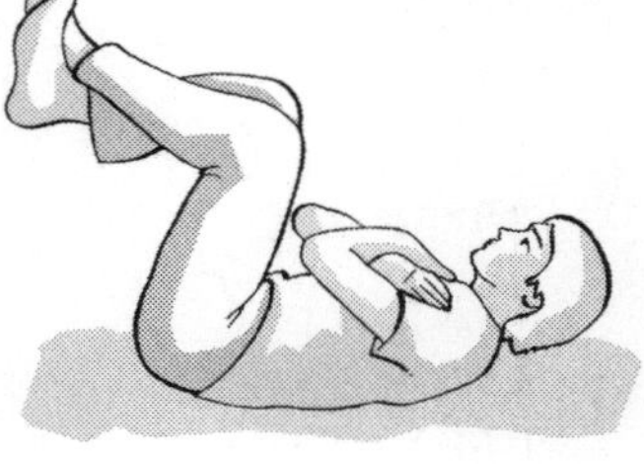

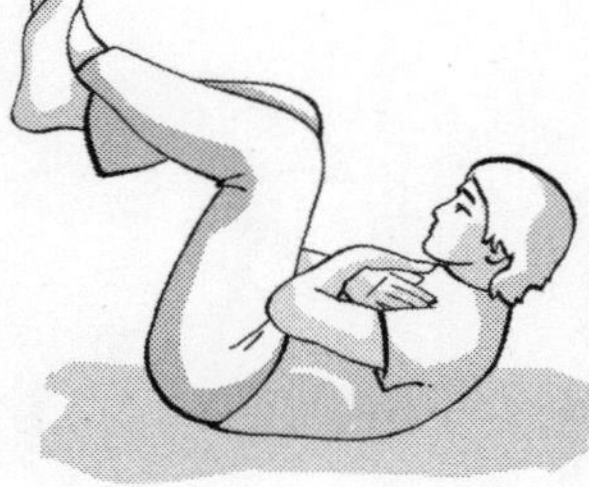

Übung 10 – gerade Bauchmuskulatur – mittelschwer

Kraftausdauer	20–40 Wiederholungen · 4–6 Sätze · 1 Minute Pause · 2–3 pro Woche
Muskelumfang	10–12 Wiederholungen · 3–5 Sätze · 2 Minuten Pause · 1–2 pro Woche
Maximalkraft	3–5 Wiederholungen · 2–4 Sätze · 3–4 Minuten Pause · 1 pro Woche

Ausgangsposition

Legen Sie sich gestreckt auf den Bauch. Stützen Sie sich dann auf Ihre Unterarme, auf Ihre Knie und auf die aufgestellten Füße.

Heben Sie nun die Knie minimal von der Unterlage ab. Ziehen Sie dazu den Bauchnabel in Richtung Wirbelsäule.

Nicht ins Hohlkreuz kippen!

Endposition

Halten Sie die Spannung der Bauchmuskulatur, indem Sie die Bauchdecke weiterhin einziehen.

Strecken Sie nun beim Ausatmen die Beine, bis Ihr Körper annähernd eine Linie bildet. Der Kopf wird dazu in Verlängerung der Wirbelsäule gehalten.

Gehen Sie beim Einatmen zurück in die Ausgangsposition.

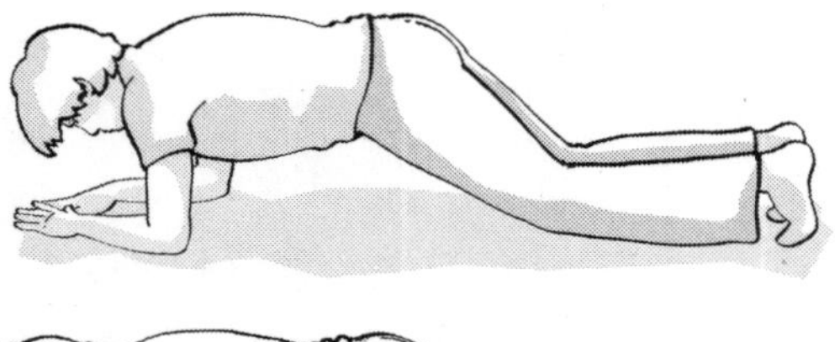

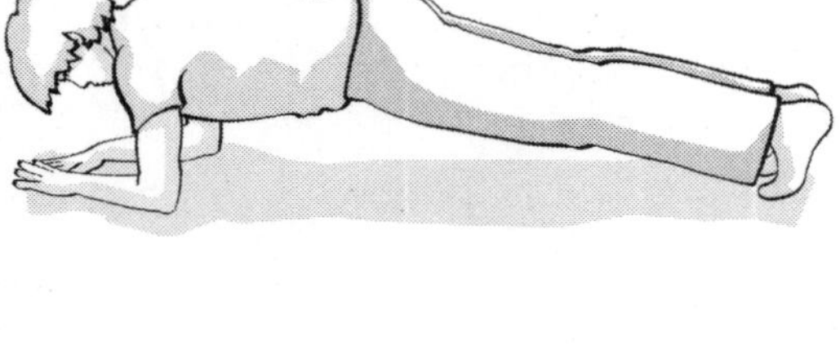

Übung 11 – gerade Bauchmuskulatur – mittelschwer

Kraftausdauer 20–40 Wiederholungen · 4–6 Sätze · 1 Minute Pause · 2–3 pro Woche

Muskelumfang 10–12 Wiederholungen · 3–5 Sätze · 2 Minuten Pause · 1–2 pro Woche

Maximalkraft 3–5 Wiederholungen · 2–4 Sätze · 3–4 Minuten Pause · 1 pro Woche

Ausgangsposition

Knien Sie sich hüftbreit vor einen Gymnastikball. Ziehen Sie den Bauchnabel ein, und neigen Sie sich mit geradem Rücken nach vorn.
Stützen Sie sich mit den Unterarmen auf dem Ball ab – die Handflächen zeigen zueinander.
Heben Sie nun die Unterschenkel überkreuzt vom Boden ab.

Endposition

Halten Sie die Spannung der Bauchmuskulatur, und rollen Sie den Ball langsam vor und zurück.
Kippen Sie nicht ins Hohlkreuz, und ziehen Sie die Schulterblätter tief in Richtung Gesäß!
Mit dieser Übung kräftigen Sie übrigens neben der Bauchmuskulatur auch Ihren Schultergürtel.

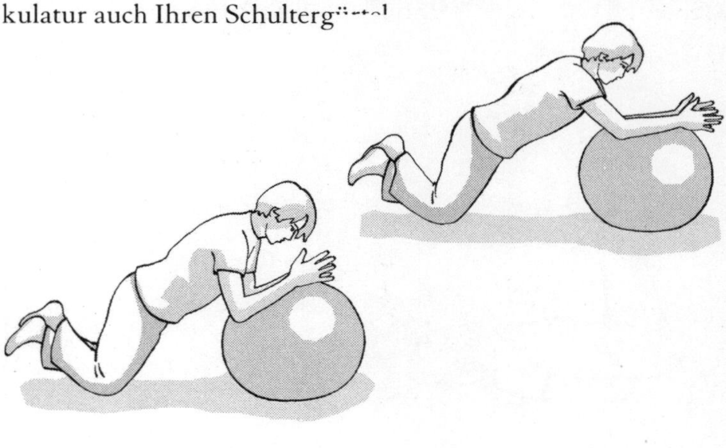

Übung 12 – gerade Bauchmuskulatur – mittelschwer

Kraftausdauer 20–40 Wiederholungen • 4–6 Sätze • 1 Minute Pause • 2–3 pro Woche

Muskelumfang 10–12 Wiederholungen • 3–5 Sätze • 2 Minuten Pause • 1–2 pro Woche

Maximalkraft 3–5 Wiederholungen • 2–4 Sätze • 3–4 Minuten Pause • 1 pro Woche

Ausgangsposition

Legen Sie sich auf den Rücken, und strecken Sie beide Beine möglichst senkrecht zur Decke. Überkreuzen Sie dabei die Unterschenkel, und stützen Sie sich mit den Händen neben dem Körper.

Endposition

Ziehen Sie beim Ausatmen den Bauchnabel zur Wirbelsäule, und senken Sie die Beine langsam nach vorn.
Die Lendenwirbelsäule muss fest auf dem Boden bleiben, kippen Sie nicht ins Hohlkreuz!
Je weiter Sie die Beine absenken, umso intensiver ist die muskuläre Belastung.

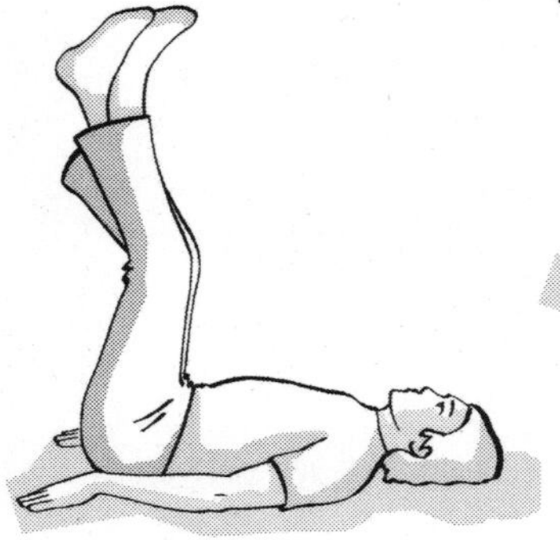

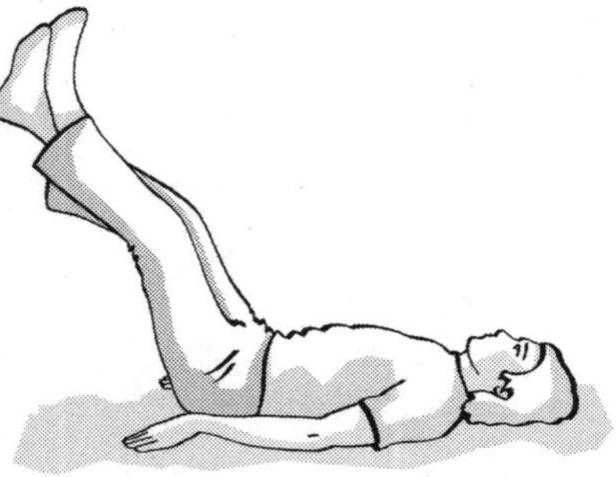

Übung 13 – gerade Bauchmuskulatur – mittelschwer

Kraftausdauer	20–40 Wiederholungen • 4–6 Sätze • 1 Minute Pause • 2–3 pro Woche
Muskelumfang	10–12 Wiederholungen • 3–5 Sätze • 2 Minuten Pause • 1–2 pro Woche
Maximalkraft	3–5 Wiederholungen • 2–4 Sätze • 3–4 Minuten Pause • 1 pro Woche

Ausgangsposition

Legen Sie sich auf den Rücken, und strecken Sie die überkreuzten Beine zur Decke.
Schieben Sie die Arme nach vorn, und heben Sie den Oberkörper etwas vom Boden ab.

Endposition

Rollen Sie beim Ausatmen den Oberkörper weiter ein, bis die Schulterblätter den Boden nicht mehr berühren.
Vermeiden Sie ruckartige Bewegungen, und halten Sie die Beine stabil in unveränderter Position.
Gehen Sie beim Einatmen zurück in die Ausgangsposition.

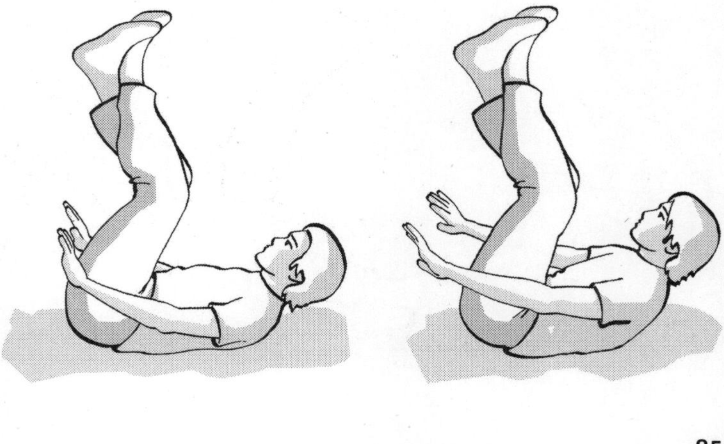

Übung 14 – gerade Bauchmuskulatur – mittelschwer

Kraftausdauer 20–40 Wiederholungen · 4–6 Sätze · 1 Minute Pause · 2–3 pro Woche

Muskelumfang 10–12 Wiederholungen · 3–5 Sätze · 2 Minuten Pause · 1–2 pro Woche

Maximalkraft 3–5 Wiederholungen · 2–4 Sätze · 3–4 Minuten Pause · 1 pro Woche

Ausgangsposition

Legen Sie sich auf den Rücken, und heben Sie die Beine angewinkelt und an den Unterschenkeln überkreuzt vom Boden ab. Ziehen Sie die Bauchdecke ein, und schieben Sie zunächst die Füße etwas nach vorn.
Strecken Sie die Arme nach vorn, und heben Sie den Oberkörper leicht vom Boden ab.

Endposition

Rollen Sie nun den Oberkörper nach vorn, und ziehen Sie gleichzeitig die Oberschenkel Richtung Bauch.
Vermeiden Sie ruckartige Bewegungen, und beachten Sie die korrekte Stellung des Kopfes und der Lendenwirbelsäule.

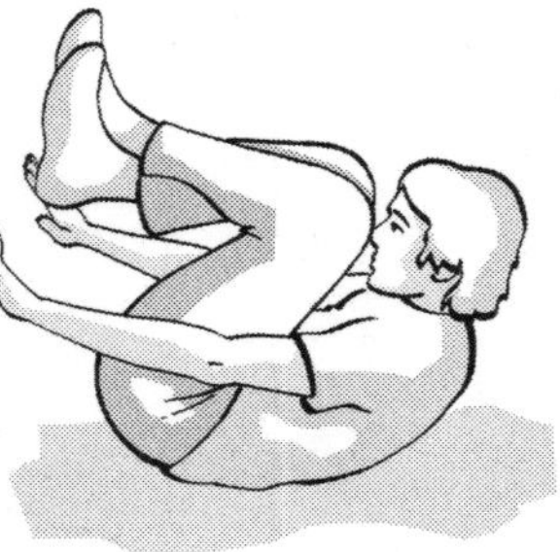

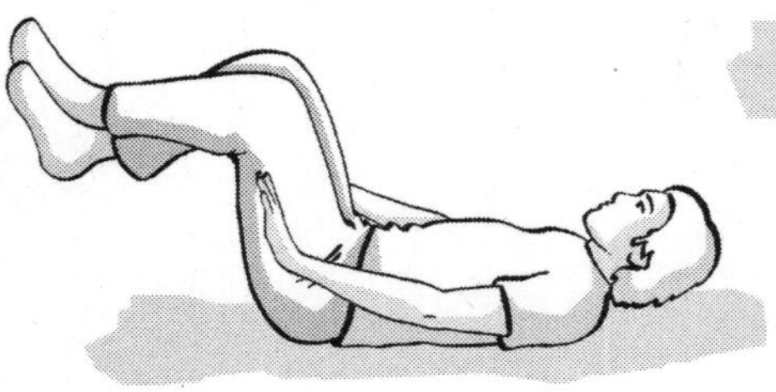

Übung 15 – gerade Bauchmuskulatur – schwer

Kraftausdauer	20–40 Wiederholungen · 4–6 Sätze · 1 Minute Pause · 2–3 pro Woche
Muskelumfang	10–12 Wiederholungen · 3–5 Sätze · 2 Minuten Pause · 1–2 pro Woche
Maximalkraft	3–5 Wiederholungen · 2–4 Sätze · 3–4 Minuten Pause · 1 pro Woche

Ausgangsposition
Legen Sie sich mit dem Rücken auf den Boden. Fixieren Sie einen Gymnastikball zwischen Ober- und Unterschenkel, indem Sie beide Beine anbeugen.
Ziehen Sie die Bauchdecke etwas ein, und heben Sie den Ball minimal vom Boden ab.

Endposition
Ziehen Sie nun die Oberschenkel ohne Schwung in Richtung Oberkörper. Anschließend senken Sie den Ball, ohne abzusetzen, wieder nach vorn.
Kippen Sie nicht ins Hohlkreuz, und halten Sie die Lendenwirbelsäule stabil am Boden!

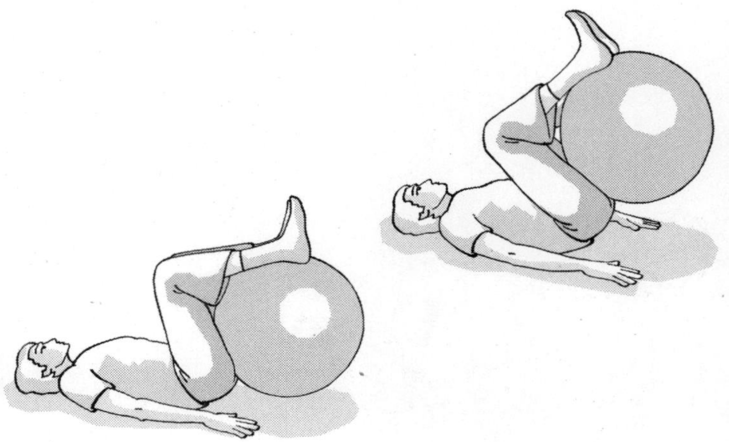

Übung 16 – gerade Bauchmuskulatur – schwer

Kraftausdauer	20–40 Wiederholungen · 4–6 Sätze · 1 Minute Pause · 2–3 pro Woche
Muskelumfang	10–12 Wiederholungen · 3–5 Sätze · 2 Minuten Pause · 1–2 pro Woche
Maximalkraft	3–5 Wiederholungen · 2–4 Sätze · 3–4 Minuten Pause · 1 pro Woche

Ausgangsposition

Setzen Sie sich auf einen Gymnastikball. Ziehen Sie sich mit kleinen Schritten nach vorn, bis Sie mit Ihrer Lendenwirbelsäule auf dem Ball liegen.
Neigen Sie sich langsam nach hinten, bis Ihre Wirbelsäule gestreckt ist. Unterstützen Sie den Kopf mit den Fingerkuppen.

Endposition

Heben Sie den Oberkörper kontrolliert nach oben an. Halten Sie Ihren Nacken stabil, und ziehen Sie nicht am Kopf.
Die Übungsausführung ist korrekt, wenn der Ball sich nicht bewegt.

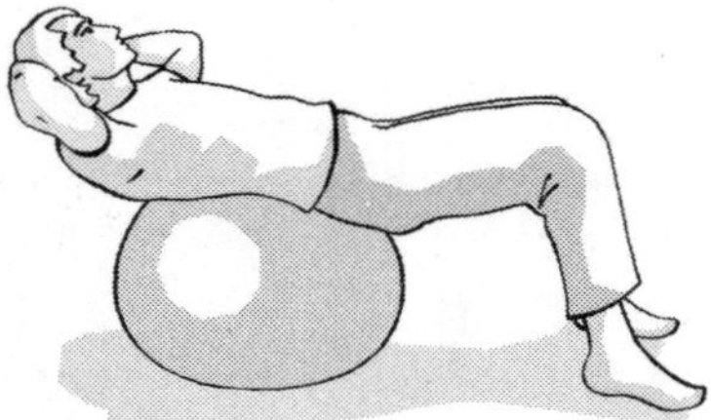

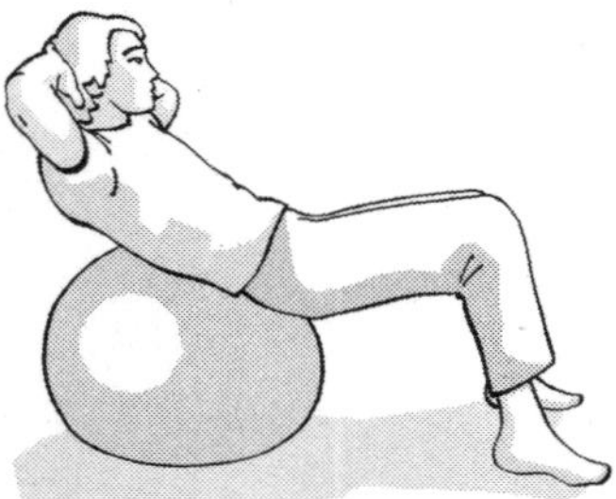

Übung 17 – gerade Bauchmuskulatur – schwer

Kraftausdauer 20–40 Wiederholungen · 4–6 Sätze · 1 Minute Pause · 2–3 pro Woche
Muskelumfang 10–12 Wiederholungen · 3–5 Sätze · 2 Minuten Pause · 1–2 pro Woche
Maximalkraft 3–5 Wiederholungen · 2–4 Sätze · 3–4 Minuten Pause · 1 pro Woche

Ausgangsposition
Legen Sie sich mit dem Rücken auf den Boden, und heben Sie die Beine angewinkelt vom Boden ab.
Überkreuzen Sie die Unterschenkel, und legen Sie Ihre Hände an den Hinterkopf. Heben Sie den Oberkörper etwas vom Boden an.

Endposition
Rollen Sie den Oberkörper beim Ausatmen nach vorn ein, bis die Schulterblätter vom Boden abheben. Halten Sie Ihren Kopf und die Stellung der Beine stabil.
Senken Sie den Körper anschließend nach unten, ohne abzusetzen.

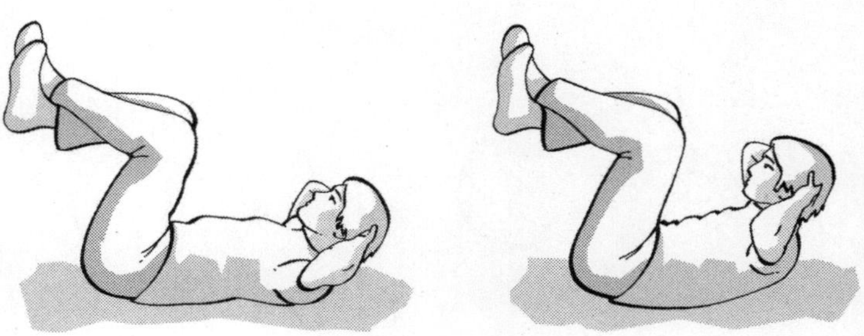

Übung 18 – gerade Bauchmuskulatur – schwer

Kraftausdauer	20–40 Wiederholungen · 4–6 Sätze · 1 Minute Pause · 2–3 pro Woche
Muskelumfang	10–12 Wiederholungen · 3–5 Sätze · 2 Minuten Pause · 1–2 pro Woche
Maximalkraft	3–5 Wiederholungen · 2–4 Sätze · 3–4 Minuten Pause · 1 pro Woche

Ausgangsposition

Legen Sie sich mit dem Rücken auf den Boden, und strecken Sie die überkreuzten Beine senkrecht zur Decke. Machen Sie Ihren Nacken lang, und legen Sie Ihre Hände auf Ihre Schultern. Ziehen Sie die Bauchdecke ein, und heben Sie den Oberkörper etwas von der Unterlage ab.

Endposition

Rollen Sie beim Ausatmen den Oberkörper weiter nach vorn ein, bis die Schulterblätter vom Boden abheben.
Halten Sie den Kopf stabil, und verändern Sie die Position der Beine nicht.
Mit dem Einatmen gehen Sie zurück in die Ausgangsposition.

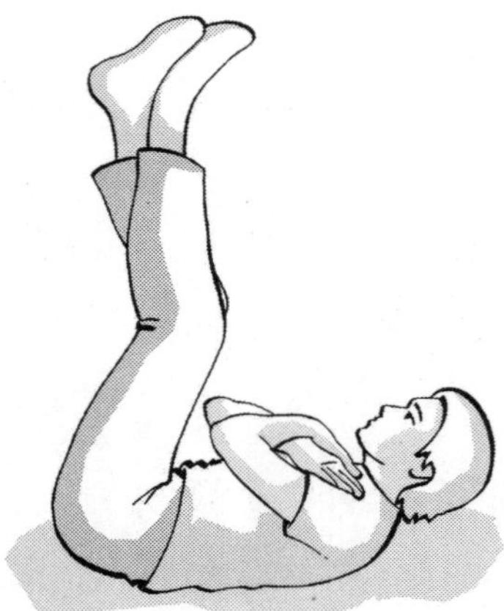

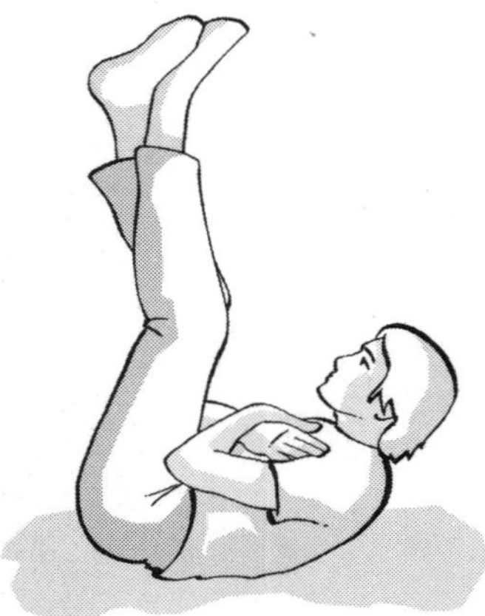

Übung 19 – gerade Bauchmuskulatur – schwer

Kraftausdauer	20–40 Wiederholungen · 4–6 Sätze · 1 Minute Pause · 2–3 pro Woche
Muskelumfang	10–12 Wiederholungen · 3–5 Sätze · 2 Minuten Pause · 1–2 pro Woche
Maximalkraft	3–5 Wiederholungen · 2–4 Sätze · 3–4 Minuten Pause · 1 pro Woche

Ausgangsposition

Legen Sie sich mit angewinkelten Beinen auf den Rücken, und drücken Sie die Fersen leicht gegen die Unterlage.

Fassen Sie Ihre Hände, und strecken Sie die Arme über Ihren Kopf. Heben Sie den Oberkörper etwas vom Boden ab.

Endposition

Rollen Sie den Oberkörper beim Ausatmen nach vorn. Die Arme bleiben gestreckt in Verlängerung der Wirbelsäule.

Halten Sie den Kopf stabil, und vermeiden Sie ruckartige Bewegungen.

Beim Einatmen gehen Sie zurück in die Ausgangsposition.

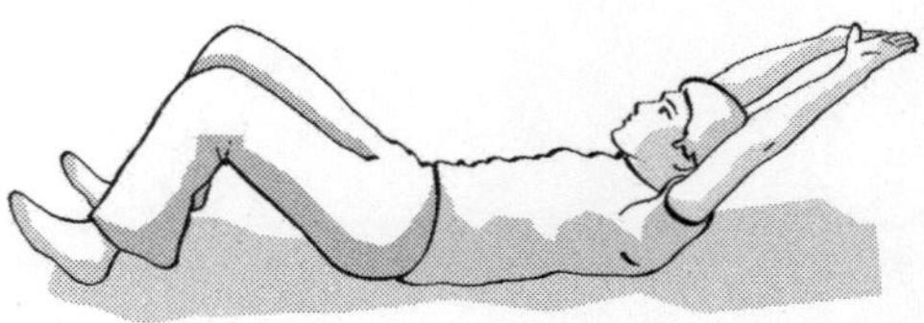

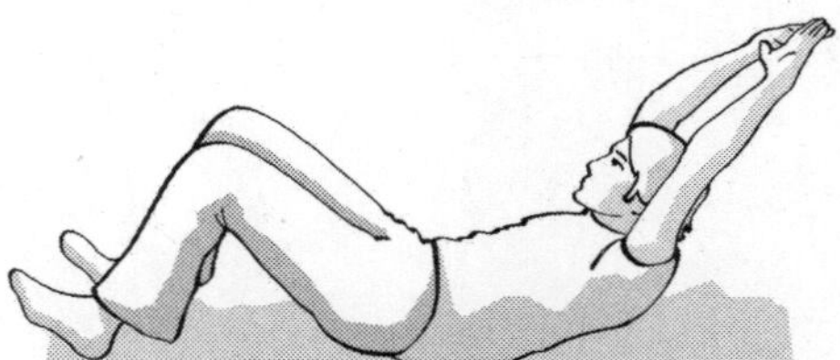

Übung 20 – gerade Bauchmuskulatur – schwer

Kraftausdauer 20–40 Wiederholungen • 4–6 Sätze • 1 Minute Pause • 2–3 pro Woche
Muskelumfang 10–12 Wiederholungen • 3–5 Sätze • 2 Minuten Pause • 1–2 pro Woche
Maximalkraft 3–5 Wiederholungen • 2–4 Sätze • 3–4 Minuten Pause • 1 pro Woche

Ausgangsposition

Legen Sie sich auf den Rücken, und strecken Sie die Beine überkreuzt zur Decke. Ihre Arme liegen längs dem Oberkörper neben Ihnen. Der Kopf bleibt während der Übung am Boden. Ziehen Sie die Bauchdecke ein, und heben Sie beim Ausatmen das Gesäß ab.

Endposition

Heben Sie das Gesäß weiter vom Boden ab, indem Sie die Beine langsam Richtung Decke schieben.
Üben Sie fließend und ohne Schwung.
Halten Sie beim anschließenden Absenken die Körperspannung. Die Hände dürfen die Bewegung etwas unterstützen.

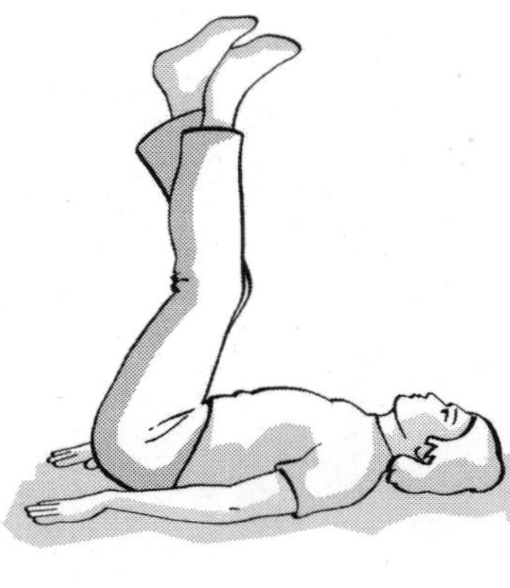

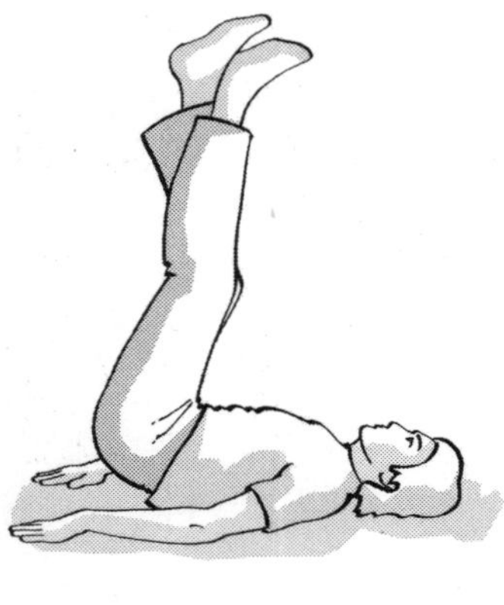

Übung 21 – gerade Bauchmuskulatur – schwer

Kraftausdauer 20–40 Wiederholungen · 4–6 Sätze · 1 Minute Pause · 2–3 pro Woche
Muskelumfang 10–12 Wiederholungen · 3–5 Sätze · 2 Minuten Pause · 1–2 pro Woche
Maximalkraft 3–5 Wiederholungen · 2–4 Sätze · 3–4 Minuten Pause · 1 pro Woche

Ausgangsposition
Legen Sie sich auf den Bauch. Stützen Sie sich mit den Füßen und Unterarmen vom Boden ab, und heben Sie das Becken an, bis Ihr Körper eine Linie bildet.
Ziehen Sie die Bauchdecke ein, und kippen Sie nicht ins Hohlkreuz. Halten Sie den Kopf in Verlängerung der Wirbelsäule. Heben Sie nun ein Bein etwa eine Fußlänge vom Boden ab.

Endposition
Halten Sie Ihren Rücken stabil, und heben Sie wechselseitig das linke und rechte Bein vom Boden ab. Das Becken darf dabei seine Position nicht verändern.
Die Spannung der Bauchmuskulatur stabilisiert aktiv den Rumpf. Zusätzlich zur Bauchmuskulatur trainieren Sie bei dieser Übung die Bein- und Schultermuskulatur.

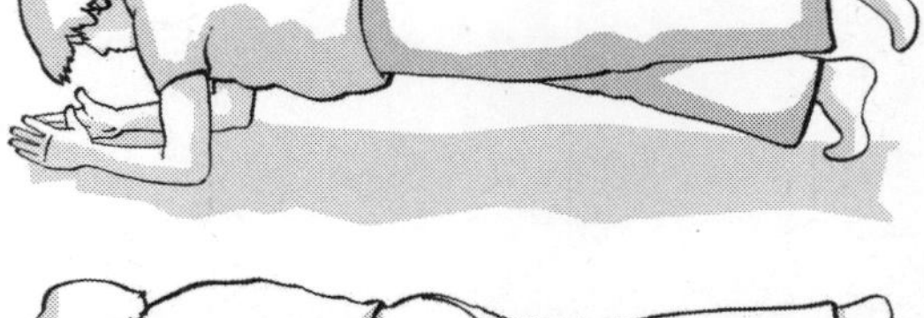

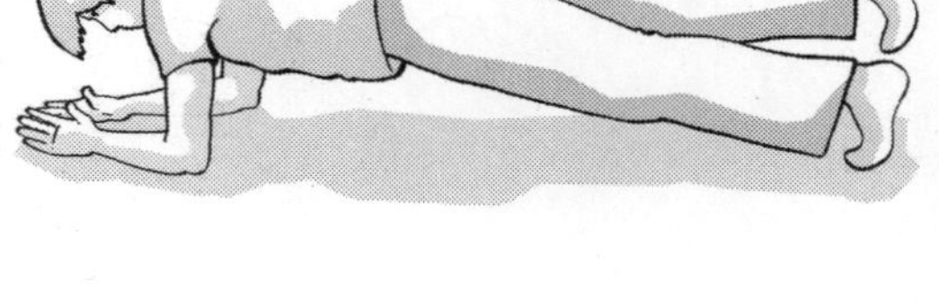

Übung 22 – gerade Bauchmuskulatur – schwer

Kraftausdauer 20–40 Wiederholungen · 4–6 Sätze · 1 Minute Pause · 2–3 pro Woche

Muskelumfang 10–12 Wiederholungen · 3–5 Sätze · 2 Minuten Pause · 1–2 pro Woche

Maximalkraft 3–5 Wiederholungen · 2–4 Sätze · 3–4 Minuten Pause · 1 pro Woche

Ausgangsposition

Legen Sie sich auf den Rücken, und heben Sie die Beine angewinkelt vom Boden ab. Überkreuzen Sie die Unterschenkel. Ziehen Sie die Bauchdecke ein, und schieben Sie die Füße etwas nach vorn.
Verschränken Sie die Arme vor Ihrem Körper, und heben Sie den Oberkörper leicht vom Boden ab.
Kippen Sie nicht ins Hohlkreuz!

Endposition

Rollen Sie beim Ausatmen den Oberkörper nach vorn, und ziehen Sie die Oberschenkel Richtung Bauch.
Achten Sie auf die korrekte Stellung der Lendenwirbelsäule.
Je weiter Sie die Beine in der Ausgangsposition strecken, umso höher ist die Intensität.

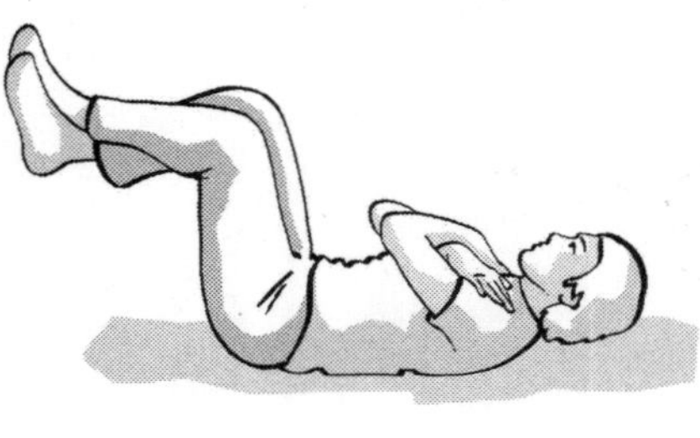

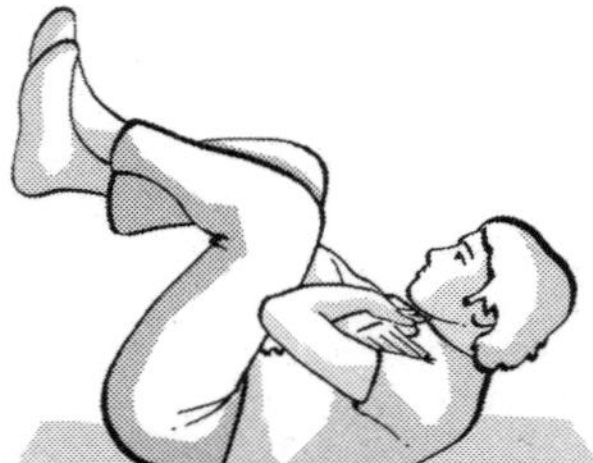

Übung 23 – gerade Bauchmuskulatur – sehr schwer

Kraftausdauer 20–40 Wiederholungen · 4–6 Sätze · 1 Minute Pause · 2–3 pro Woche
Muskelumfang 10–12 Wiederholungen · 3–5 Sätze · 2 Minuten Pause · 1–2 pro Woche
Maximalkraft 3–5 Wiederholungen · 2–4 Sätze · 3–4 Minuten Pause · 1 pro Woche

Ausgangsposition

Legen Sie sich auf den Rücken, und heben Sie die Beine angewinkelt von der Unterlage. Überkreuzen Sie die Unterschenkel. Fassen Sie Ihre Hände, und strecken Sie die Arme nach hinten. Heben Sie den Oberkörper etwas vom Boden ab, und halten Sie die Arme in Verlängerung des Oberkörpers.

Endposition

Rollen Sie den Oberkörper ein, bis die Schulterblätter vom Boden abheben. Die Arme bleiben gestreckt neben dem Kopf. Achten Sie auf die korrekte Stellung des Kopfes: Machen Sie den Nacken lang, indem Sie das Kinn etwas zum Brustbein ziehen.

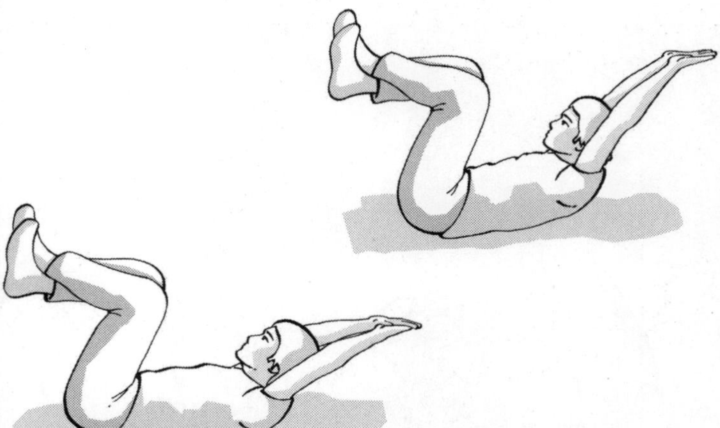

Übung 24 – gerade Bauchmuskulatur – sehr schwer

Kraftausdauer 20–40 Wiederholungen · 4–6 Sätze · 1 Minute Pause · 2–3 pro Woche

Muskelumfang 10–12 Wiederholungen · 3–5 Sätze · 2 Minuten Pause · 1–2 pro Woche

Maximalkraft 3–5 Wiederholungen · 2–4 Sätze · 3–4 Minuten Pause · 1 pro Woche

Ausgangsposition

Strecken Sie in Rücklage die Beine senkrecht zur Decke. Überkreuzen Sie die Unterschenkel, und legen Sie die Hände an den Hinterkopf. Die Ellbogen zeigen dabei nach außen. Heben Sie den Oberkörper etwas vom Boden ab.

Endposition

Rollen Sie nun beim Ausatmen den Oberkörper ein, ohne die Stellung der Beine zu verändern. Halten Sie Ihren Nacken stabil, und ziehen Sie nicht mit den Händen am Kopf.
Halten Sie während der Übung ständig die Spannung in der Bauchmuskulatur.

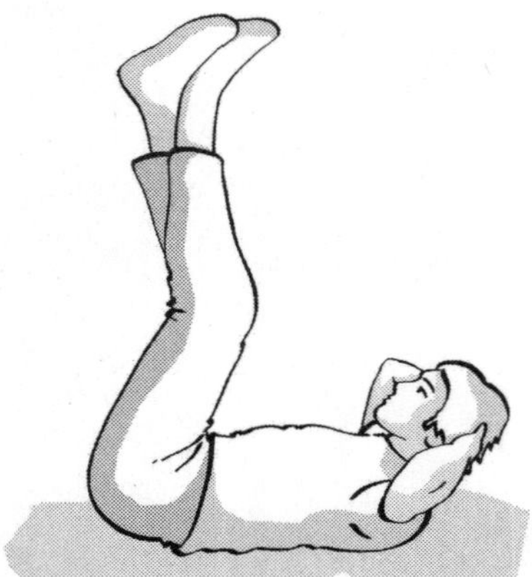

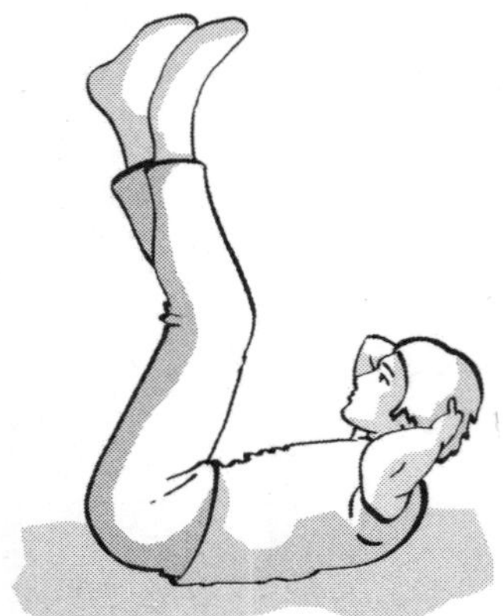

Übung 25 – gerade Bauchmuskulatur – sehr schwer

Kraftausdauer 20–40 Wiederholungen · 4–6 Sätze · 1 Minute Pause · 2–3 pro Woche
Muskelumfang 10–12 Wiederholungen · 3–5 Sätze · 2 Minuten Pause · 1–2 pro Woche
Maximalkraft 3–5 Wiederholungen · 2–4 Sätze · 3–4 Minuten Pause · 1 pro Woche

Ausgangsposition

Legen Sie sich auf den Rücken, und heben Sie die Beine angewinkelt vom Boden ab. Überkreuzen Sie die Unterschenkel. Ziehen Sie die Bauchdecke ein, und schieben Sie die Füße etwas nach vorn. Stützen Sie mit den Fingerkuppen Ihren Hinterkopf, und heben Sie den Oberkörper leicht vom Boden ab.
Kippen Sie nicht ins Hohlkreuz!

Endposition

Rollen Sie beim Ausatmen den Oberkörper nach vorn, und ziehen Sie die Oberschenkel Richtung Bauch.
Vermeiden Sie eine ruckartige Bewegung, und kontrollieren Sie die korrekte Stellung der Lendenwirbelsäule.
Je weiter Sie die Beine in der Ausgangsposition strecken, umso schwieriger wird die Übung.

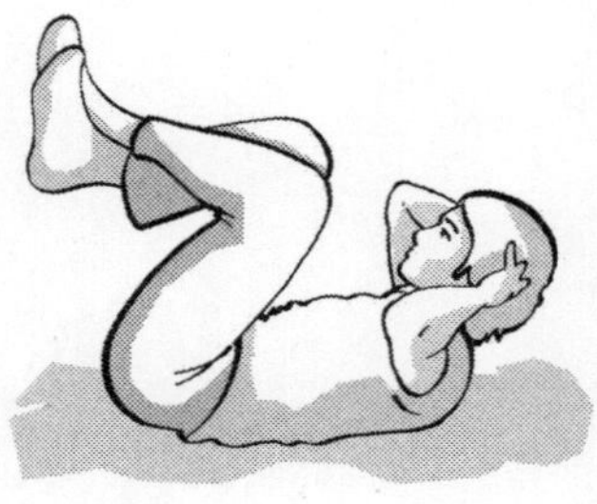

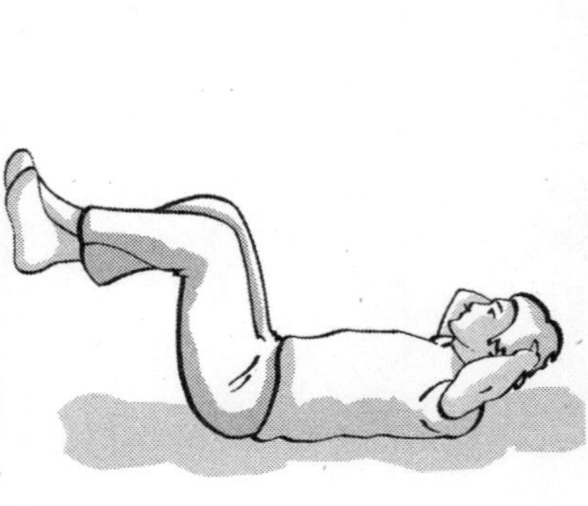

Übung 26 – gerade Bauchmuskulatur – sehr schwer

Kraftausdauer 20–40 Wiederholungen · 4–6 Sätze · 1 Minute Pause · 2–3 pro Woche

Muskelumfang 10–12 Wiederholungen · 3–5 Sätze · 2 Minuten Pause · 1–2 pro Woche

Maximalkraft 3–5 Wiederholungen · 2–4 Sätze · 3–4 Minuten Pause · 1 pro Woche

Ausgangsposition

Legen Sie sich mit dem Rücken auf den Boden, und legen Sie die Hände an den Hinterkopf. Fixieren Sie einen Gymnastikball zwischen Ober- und Unterschenkel, indem Sie beide Beine anbeugen.
Ziehen Sie die Bauchdecke ein, und heben Sie den Ball und den Oberkörper minimal vom Boden ab.

Endposition

Rollen Sie sich nun zusammen, indem Sie Oberschenkel und Oberkörper einander annähern.
Anschließend gehen Sie langsam zurück in die Ausgangsposition, ohne abzusetzen.
Kippen Sie während der Übung nicht ins Hohlkreuz!

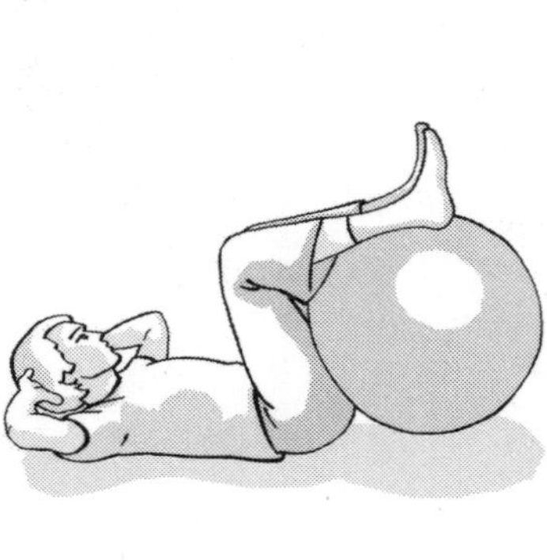

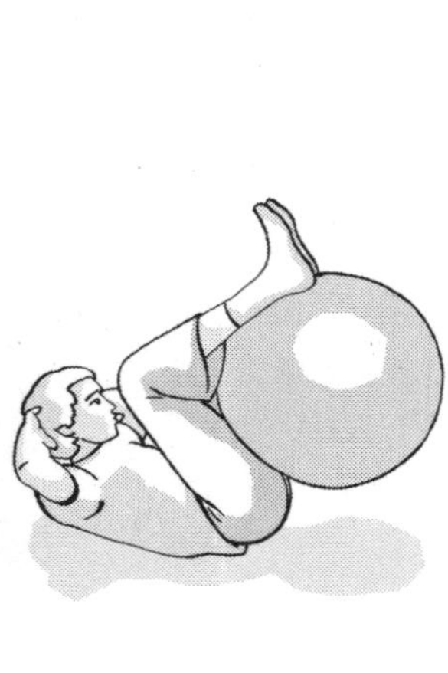

Übung 27 – gerade Bauchmuskulatur – sehr schwer

Kraftausdauer	20–40 Wiederholungen · 4–6 Sätze · 1 Minute Pause · 2–3 pro Woche
Muskelumfang	10–12 Wiederholungen · 3–5 Sätze · 2 Minuten Pause · 1–2 pro Woche
Maximalkraft	3–5 Wiederholungen · 2–4 Sätze · 3–4 Minuten Pause · 1 pro Woche

Ausgangsposition

Legen Sie sich zunächst mit dem Bauch auf einen Gymnastikball. Stützen Sie sich mit den gestreckten Armen vom Boden ab, und rollen Sie den Ball bis zu Ihren Unterschenkeln.
Winkeln Sie die Beine etwas an, und kippen Sie nicht ins Hohlkreuz.

Endposition

Ziehen Sie mit dem Ausatmen den Bauchnabel zur Wirbelsäule, und rollen Sie den Ball langsam nach vorn. Ziehen Sie dazu die Oberschenkel in Richtung Körper.
Durch die Spannung der Bauchmuskulatur stabilisieren Sie den Rumpf. Gleichzeitig trainieren Sie durch das Abstützen den Schulter-Arm-Bereich.

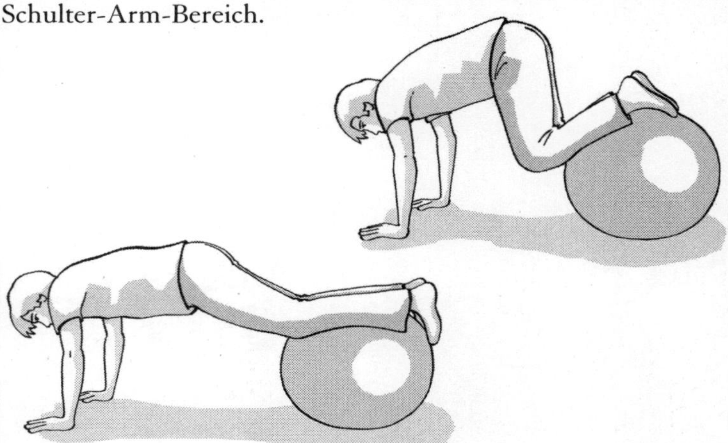

Übung 28 – gerade Bauchmuskulatur – sehr schwer

Kraftausdauer	20–40 Wiederholungen · 4–6 Sätze · 1 Minute Pause · 2–3 pro Woche
Muskelumfang	10–12 Wiederholungen · 3–5 Sätze · 2 Minuten Pause · 1–2 pro Woche
Maximalkraft	3–5 Wiederholungen · 2–4 Sätze · 3–4 Minuten Pause · 1 pro Woche

Ausgangsposition

Legen Sie sich auf den Rücken, und heben Sie die Beine so an, dass Unter- und Oberschenkel einen Winkel von 90 Grad bilden. Überkreuzen Sie die Unterschenkel.
Fassen Sie ein Gymnastikband schulterbreit, und drücken Sie es mit gestreckten Armen leicht gegen die Oberschenkel. Heben Sie dabei den Oberkörper etwas vom Boden ab.

Endposition

Rollen Sie nun den Oberkörper gegen den Widerstand des Bandes nach vorn ein.
Halten Sie den Kopf stabil, und arbeiten Sie mit den Beinen gegen das Band, ohne die Ausgangsposition zu verändern.

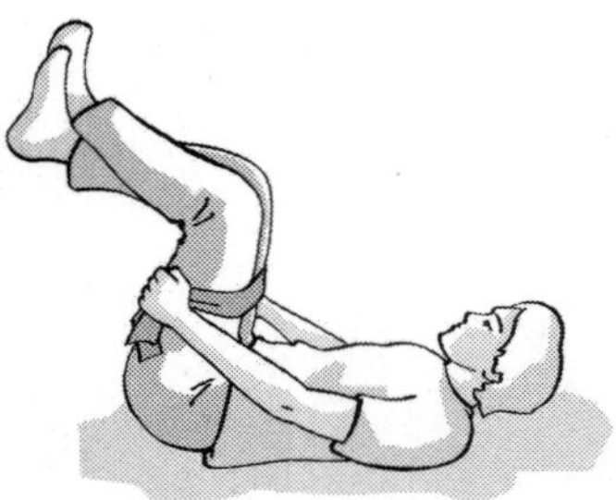

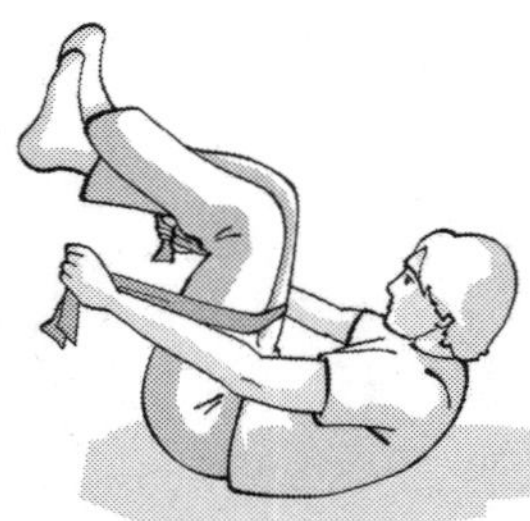

Übung 29 – gerade Bauchmuskulatur – sehr schwer

Kraftausdauer 20–40 Wiederholungen · 4–6 Sätze · 1 Minute Pause · 2–3 pro Woche
Muskelumfang 10–12 Wiederholungen · 3–5 Sätze · 2 Minuten Pause · 1–2 pro Woche
Maximalkraft 3–5 Wiederholungen · 2–4 Sätze · 3–4 Minuten Pause · 1 pro Woche

Ausgangsposition

Legen Sie sich auf den Rücken, und heben Sie die Beine überkreuzt möglichst senkrecht zur Decke. Fassen Sie Ihre Hände, und strecken Sie die Arme nach hinten über Ihren Kopf.
Heben Sie den Oberkörper etwas von der Unterlage ab. Die Lendenwirbelsäule liegt weiterhin auf.

Endposition

Rollen Sie den Oberkörper nach vorn, bis die Schulterblätter vom Boden abheben. Halten Sie Ihren Kopf und die Beine stabil.
Üben Sie in fließender Bewegung, ohne den Oberkörper in der Ausgangsstellung abzusetzen.

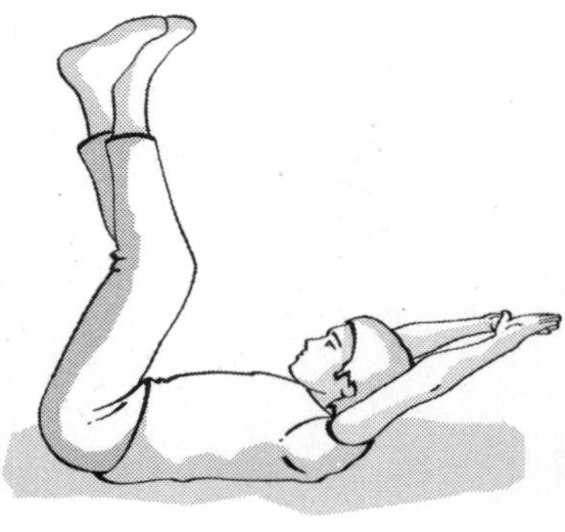

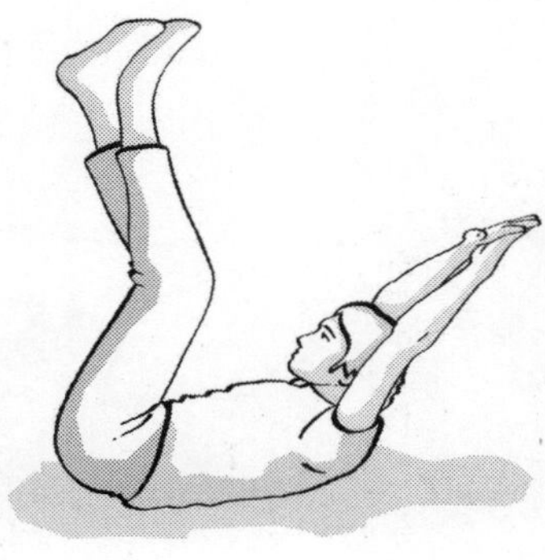

Übung 30 – gerade Bauchmuskulatur – sehr schwer

Kraftausdauer 20–40 Wiederholungen · 4–6 Sätze · 1 Minute Pause · 2–3 pro Woche
Muskelumfang 10–12 Wiederholungen · 3–5 Sätze · 2 Minuten Pause · 1–2 pro Woche
Maximalkraft 3–5 Wiederholungen · 2–4 Sätze · 3–4 Minuten Pause · 1 pro Woche

Ausgangsposition

Legen Sie sich auf den Rücken, und heben Sie die angewinkelten Beine vom Boden ab. Überkreuzen Sie die Unterschenkel. Halten Sie eine Kurzhantel (von 0,5 bis 3,0 Kilogramm Gewicht) mit gestreckten Armen über Ihrem Kopf.
Heben Sie nun den Oberkörper etwas vom Boden ab.

Endposition

Rollen Sie beim Ausatmen den Oberkörper nach vorn ein. Führen Sie dabei gleichzeitig die Arme seitlich (!) nach vorn.
Halten Sie Ihren Kopf stabil, indem Sie das Kinn zur Brust ziehen. Die Stellung der Beine bleibt unverändert

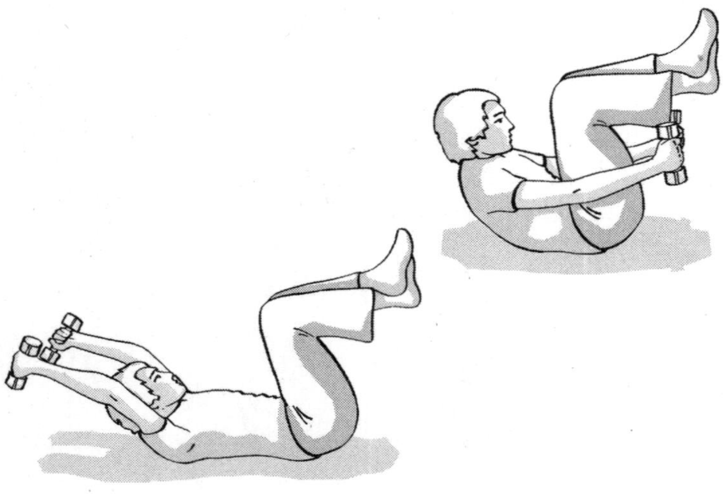

Übung 31 – gerade Bauchmuskulatur – sehr schwer

Kraftausdauer	20–40 Wiederholungen · 4–6 Sätze · 1 Minute Pause · 2–3 pro Woche
Muskelumfang	10–12 Wiederholungen · 3–5 Sätze · 2 Minuten Pause · 1–2 pro Woche
Maximalkraft	3–5 Wiederholungen · 2–4 Sätze · 3–4 Minuten Pause · 1 pro Woche

Ausgangsposition

Heben Sie in Rücklage die angewinkelten Beine vom Boden ab. Überkreuzen Sie die Unterschenkel.
Halten Sie eine Kurzhantel (von 0,5 bis 3,0 Kilogramm Gewicht) etwa über Kopfhöhe. Die Ellbogen zeigen dabei zur Decke. Ziehen Sie sich mit dem Oberkörper etwas nach oben.

Endposition

Rollen Sie beim Ausatmen den Oberkörper ein, ohne die Stellung der Arme und Beine zu verändern.
Stabilisieren Sie Ihre Halswirbelsäule, indem Sie das Kinn etwas zum Brustbein ziehen.
Achten Sie auf die korrekte Stellung des Kopfes!

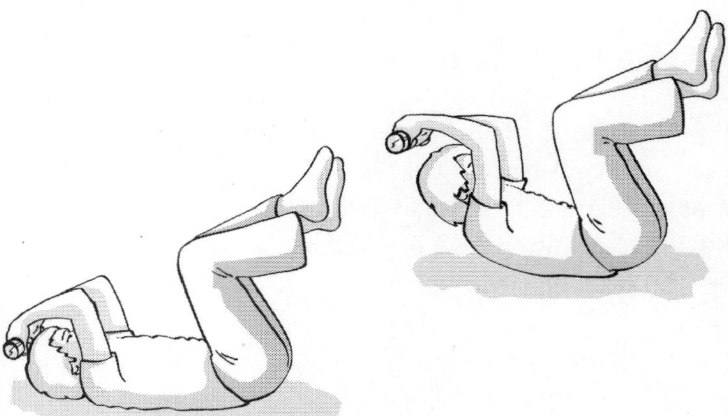

Die schräge Bauchmuskulatur

Die schrägen Anteile der Bauchmuskulatur liegen rechts und links neben der geraden Bauchmuskulatur. Eine gut trainierte schräge Bauchmuskulatur unterstützt die Formung der Taille. Voraussetzung hierfür ist natürlich ein niedriger Körperfettanteil. Die beste Maßnahme zur Reduzierung des Körperfetts ist eine bewusste Ernährung und regelmäßiges Ausdauertraining (siehe Seite 19 ff.).

Stabilität für den Körper

Neben den optischen Kriterien erfüllt die schräge Bauchmuskulatur natürlich auch zahlreiche Stabilisierungsfunktionen für unseren Körper. Sie unterstützt die geraden Bauchmuskeln und ermöglicht die Drehung des Rumpfes. Zudem ist sie ein wichtiger Bestandteil des Stützkorsetts der Wirbelsäule.

Einheit: Bauch und Rücken

Ergänzen Sie Ihr Bauchmuskel-Programm mit Übungen für einen starken Rücken (siehe Seite 201 ff.). Auf diese Weise erhalten Sie sich eine gesunde und schöne Muskelbalance, stärken Ihre gesamte Rumpfmuskulatur und beugen so Rückenbeschwerden wirksam vor.

Die aktuelle Leistungsfähigkeit bestimmen

Beginnen Sie wieder mit einem Test der aktuellen Leistungsfähigkeit Ihrer schrägen Bauchmuskulatur. Machen Sie also zuerst die Testübung auf Seite 106, und wählen Sie danach die Übungen für Ihr aktuelles Trainingsziel aus. (Zur Trainingsplanung beachten Sie bitte unbedingt die Seiten 39 bis 48.)
Schließen Sie bitte nie von einem Testergebnis auf ein anderes. Auch wenn Sie beim Test für die gerade Bauchmuskulatur gut abgeschnitten haben, kann es durchaus sein, dass Ihre schräge Bauchmuskulatur nicht so leistungsfähig ist. Dann sollten Sie dieser Muskelgruppe zunächst verstärkt Ihre Trainingszeit widmen. Wie Sie die Testübung auswerten, erfahren Sie auf Seite 67 f.

Testübung für die schräge Bauchmuskulatur

Ausgangsposition

Heben Sie in Rücklage die Beine angewinkelt vom Boden ab. Überkreuzen Sie die Unterschenkel, und strecken Sie beide Arme zur rechten Seite.

Heben Sie nun den Oberkörper etwas vom Boden ab. Vergessen Sie die Bauchspannung nicht.

Endposition

Rollen Sie den Oberkörper ein, und drehen Sie sich so weit wie möglich zur rechten Seite, indem Sie die Arme an den Oberschenkeln vorbeischieben.

Halten Sie Kopf und Beine stabil. Atmen Sie beim Hochrollen aus, beim Absenken ein.

Zählen Sie die maximale Wiederholungszahl, und testen Sie nach einer Pause von drei Minuten die andere Seite.

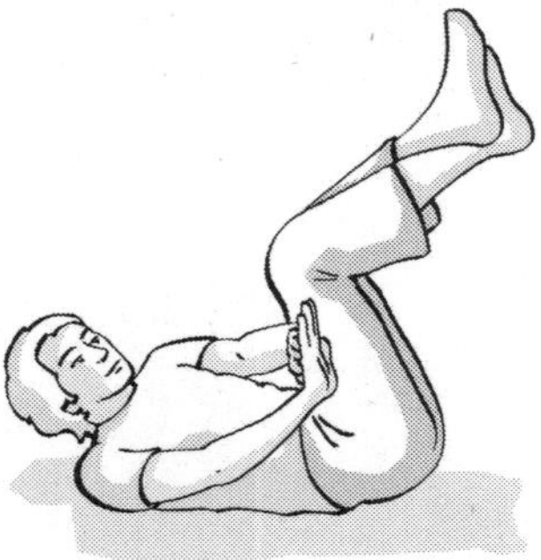

Übung 32 – schräge Bauchmuskulatur – leicht

Kraftausdauer 20–40 Wiederholungen · 4–6 Sätze · 1 Minute Pause · 2–3 pro Woche
Muskelumfang 10–12 Wiederholungen · 3–5 Sätze · 2 Minuten Pause · 1–2 pro Woche
Maximalkraft 3–5 Wiederholungen · 2–4 Sätze · 3–4 Minuten Pause · 1 pro Woche

Ausgangsposition

Legen Sie in Rücklage die Beine angewinkelt auf einen Gymnastikball, und strecken Sie die Arme zur Seite. Der Ball berührt dabei das Gesäß.
Ziehen Sie den Bauchnabel zur Wirbelsäule, und aktivieren Sie dadurch die quere Bauchmuskulatur.

Endposition

Rollen Sie nun beim Ausatmen den Ball kontrolliert und langsam nach rechts und links. Stützen Sie sich mit den Händen am Boden, und halten Sie die Schulterblätter auf der Unterlage. Beginnen Sie zunächst mit kleinen Bewegungen, und machen Sie sie dann nach und nach größer.

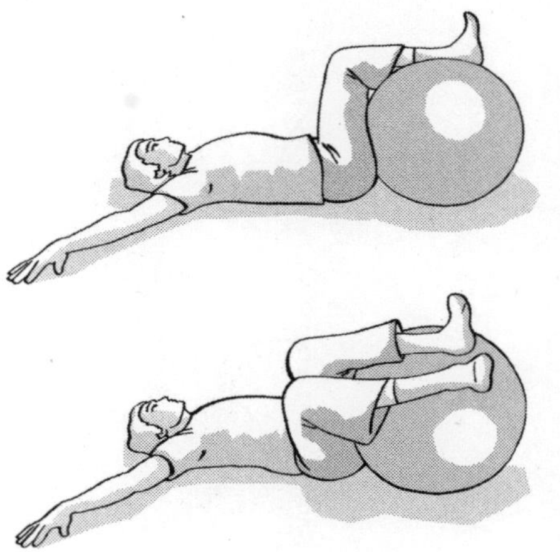

Übung 33 – schräge Bauchmuskulatur – leicht

Kraftausdauer 20–40 Wiederholungen · 4–6 Sätze · 1 Minute Pause · 2–3 pro Woche

Muskelumfang 10–12 Wiederholungen · 3–5 Sätze · 2 Minuten Pause · 1–2 pro Woche

Maximalkraft 3–5 Wiederholungen · 2–4 Sätze · 3–4 Minuten Pause · 1 pro Woche

Ausgangsposition

Legen Sie sich auf den Rücken, und heben Sie die Beine an, so dass Unter- und Oberschenkel einen rechten Winkel bilden. Die Arme liegen seitlich angewinkelt auf der Unterlage.
Ziehen Sie die Bauchdecke leicht ein, und strecken Sie das rechte Bein nach vorn. Beugen Sie gleichzeitig den linken Oberschenkel zum Körper.

Endposition

Wechseln Sie nun langsam die Seite, indem Sie das rechte Bein zum Körper ziehen und das linke nach vorn strecken.

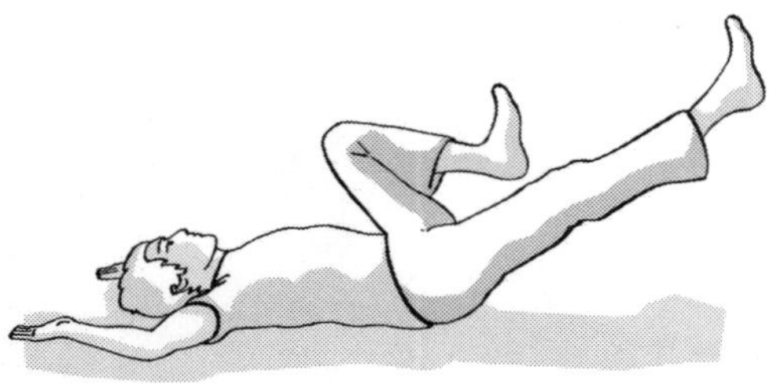

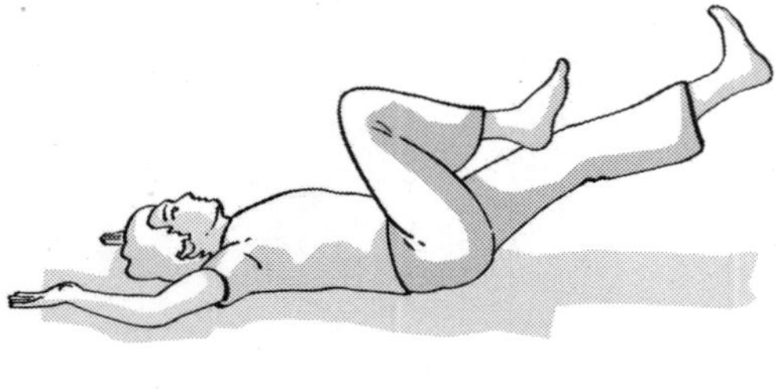

Übung 34 – schräge Bauchmuskulatur – leicht

Kraftausdauer 20–40 Wiederholungen · 4–6 Sätze · 1 Minute Pause · 2–3 pro Woche
Muskelumfang 10–12 Wiederholungen · 3–5 Sätze · 2 Minuten Pause · 1–2 pro Woche
Maximalkraft 3–5 Wiederholungen · 2–4 Sätze · 3–4 Minuten Pause · 1 pro Woche

Ausgangsposition

Legen Sie sich auf den Rücken, und winkeln Sie die Beine an. Drücken Sie die Fersen etwas gegen den Boden.
Strecken Sie die Arme nach vorn, und heben Sie den Oberkörper vom Boden ab. Neigen Sie den Oberkörper nach rechts, indem Sie die rechte Hand zum rechten Fuß schieben.

Endposition

Halten Sie den Oberkörper in der gebeugten Position, und wechseln Sie nun langsam zur Gegenseite. Schieben Sie dazu die linke Hand in Richtung Ihres linken Fußes.
Neigen Sie den Oberkörper wie ein Pendel nach rechts und links. Die Schultern sind stets auf gleicher Höhe.

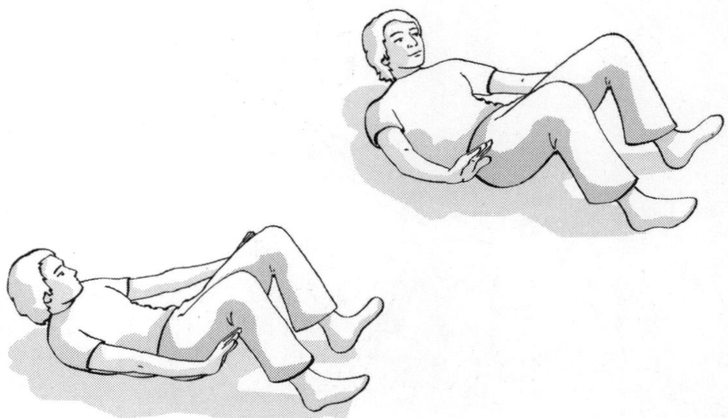

Übung 35 – schräge Bauchmuskulatur – mittelschwer

Kraftausdauer 20-40 Wiederholungen · 4-6 Sätze · 1 Minute Pause · 2-3 pro Woche
Muskelumfang 10-12 Wiederholungen · 3-5 Sätze · 2 Minuten Pause · 1-2 pro Woche
Maximalkraft 3-5 Wiederholungen · 2-4 Sätze · 3-4 Minuten Pause · 1 pro Woche

Ausgangsposition

Legen Sie sich auf den Rücken, und winkeln Sie die Beine an. Stellen Sie den rechten Fuß auf das linke Knie. Strecken Sie den rechten Arm zur Seite, und stützen Sie mit der linken Hand den Hinterkopf.
Heben Sie nun den Oberkörper etwas von der Unterlage ab.

Endposition

Rollen Sie beim Ausatmen den Oberkörper ein, und drehen Sie sich zur rechten Seite.
Ziehen Sie mit den Händen nicht am Kopf, und üben Sie mit langsamer und fließender Bewegung.
Wechseln Sie dann die Seiten, und drehen Sie sich nach links.

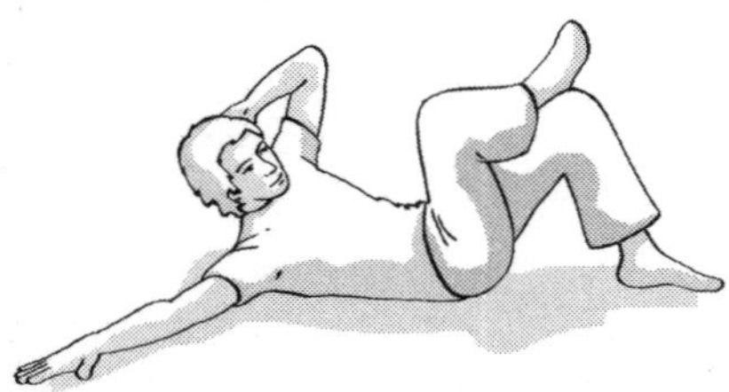

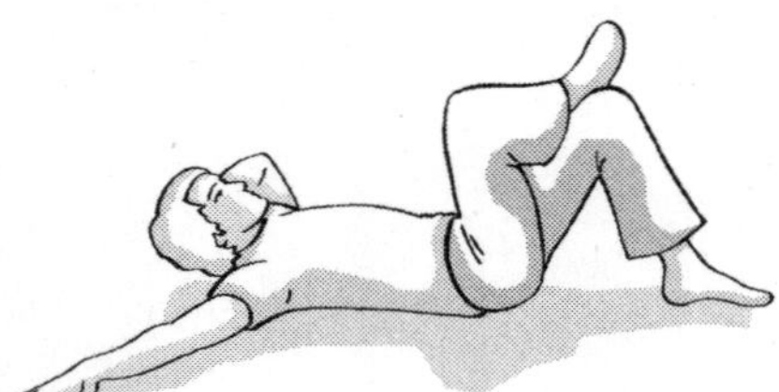

Übung 36 – schräge Bauchmuskulatur – mittelschwer

Kraftausdauer	20–40 Wiederholungen • 4–6 Sätze • 1 Minute Pause • 2–3 pro Woche
Muskelumfang	10–12 Wiederholungen • 3–5 Sätze • 2 Minuten Pause • 1–2 pro Woche
Maximalkraft	3–5 Wiederholungen • 2–4 Sätze • 3–4 Minuten Pause • 1 pro Woche

Ausgangsposition

Legen Sie sich auf den Rücken, und heben Sie die Beine angewinkelt vom Boden ab. Überkreuzen Sie die Unterschenkel. Ziehen Sie den Oberkörper vom Boden hoch. Strecken Sie den linken Arm nach vorn, den rechten nach hinten. Der Oberkörper ist etwas nach rechts gedreht.

Endposition

Wechseln Sie nun die Seite, indem Sie die Armposition wechseln und den Oberkörper nach links drehen.
Halten Sie den Kopf stabil, indem Sie das Kinn etwas zum Brustbein ziehen.
Atmen Sie gleichmäßig weiter, und halten Sie nicht die Luft an.

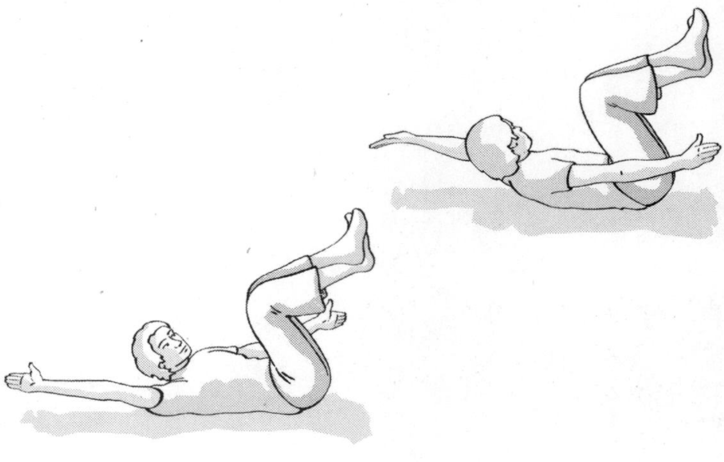

Übung 37 – schräge Bauchmuskulatur – mittelschwer

Kraftausdauer 20–40 Wiederholungen · 4–6 Sätze · 1 Minute Pause · 2–3 pro Woche
Muskelumfang 10–12 Wiederholungen · 3–5 Sätze · 2 Minuten Pause · 1–2 pro Woche
Maximalkraft 3–5 Wiederholungen · 2–4 Sätze · 3–4 Minuten Pause · 1 pro Woche

Ausgangsposition

Heben Sie in Rücklage die Beine angewinkelt vom Boden ab. Überkreuzen Sie die Unterschenkel, und strecken Sie beide Arme gerade zur rechten Seite.
Rollen Sie den Oberkörper etwas vom Boden ab. Drücken Sie die Lendenwirbelsäule gegen die Unterlage.

Endposition

Rollen Sie den Oberkörper ein, und drehen Sie sich zur rechten Seite, indem Sie die Arme an den Oberschenkeln vorbeischieben. Bei der Vorwärtsbewegung atmen Sie aus, beim Absenken wieder ein.
Wechseln Sie nach einem Satz zur anderen Seite.

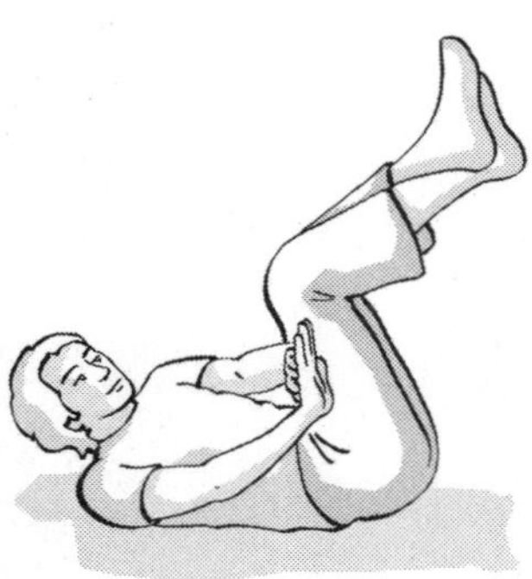

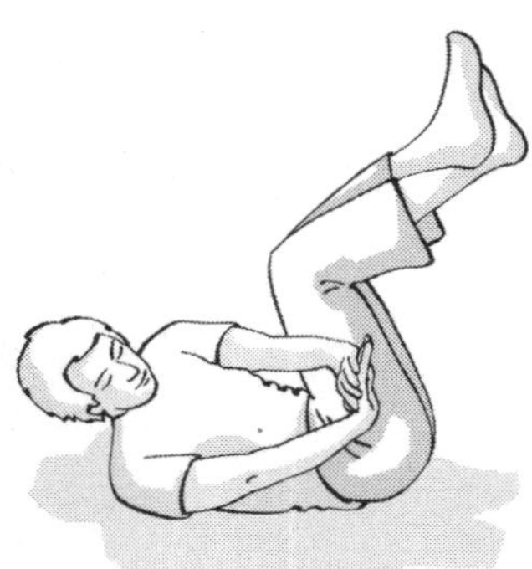

Übung 38 – schräge Bauchmuskulatur – mittelschwer

Kraftausdauer	20–40 Wiederholungen · 4–6 Sätze · 1 Minute Pause · 2–3 pro Woche
Muskelumfang	10–12 Wiederholungen · 3–5 Sätze · 2 Minuten Pause · 1–2 pro Woche
Maximalkraft	3–5 Wiederholungen · 2–4 Sätze · 3–4 Minuten Pause · 1 pro Woche

Ausgangsposition

Heben Sie in Rücklage die Beine angewinkelt vom Boden ab. Überkreuzen Sie die Unterschenkel, und strecken Sie beide Arme zur rechten Seite. Schieben Sie die Beine nach vorn. Heben Sie nun den Oberkörper etwas vom Boden ab.

Endposition

Rollen Sie den Oberkörper nach rechts, und ziehen Sie gleichzeitig die Oberschenkel Richtung Bauch.

Vermeiden Sie ruckartige Bewegungen. Kein Hohlkreuz machen!

Wechseln Sie nach einem Satz die Seite.

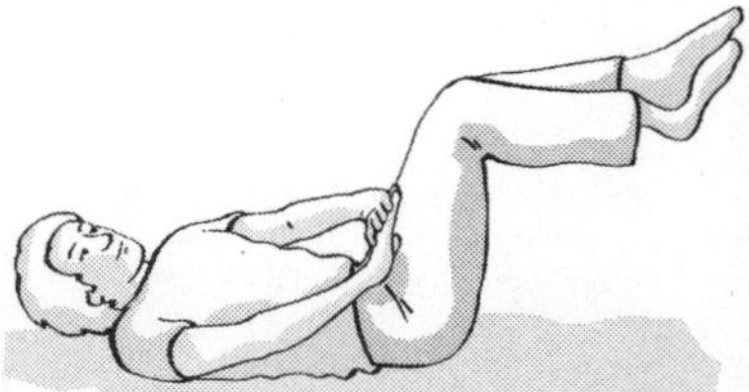

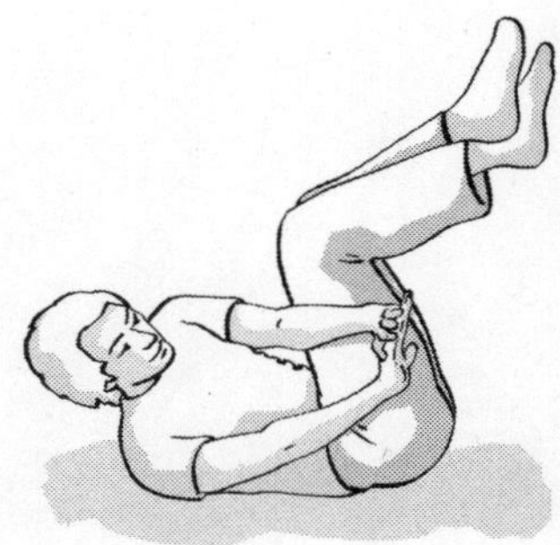

Übung 39 – schräge Bauchmuskulatur – schwer

Kraftausdauer 20–40 Wiederholungen · 4–6 Sätze · 1 Minute Pause · 2–3 pro Woche
Muskelumfang 10–12 Wiederholungen · 3–5 Sätze · 2 Minuten Pause · 1–2 pro Woche
Maximalkraft 3–5 Wiederholungen · 2–4 Sätze · 3–4 Minuten Pause · 1 pro Woche

Ausgangsposition

Legen Sie sich auf den Rücken, und strecken Sie die Beine überkreuzt zur Decke. Ihre Arme liegen neben Ihrem Oberkörper. Ziehen Sie die Bauchdecke ein, und heben Sie das Gesäß vom Boden ab. Drehen Sie das Becken nach links, indem Sie den linken Beckenknochen in Richtung linker Schulter ziehen.
Halten Sie die Körperspannung immer aufrecht, indem Sie den Bauchnabel zur Wirbelsäule einziehen.

Endposition

Wechseln Sie auf die andere Seite (nach rechts), ohne das Gesäß abzusetzen. Üben Sie fließend und ohne Schwung. Die Hände dürfen die Bewegung etwas unterstützen.

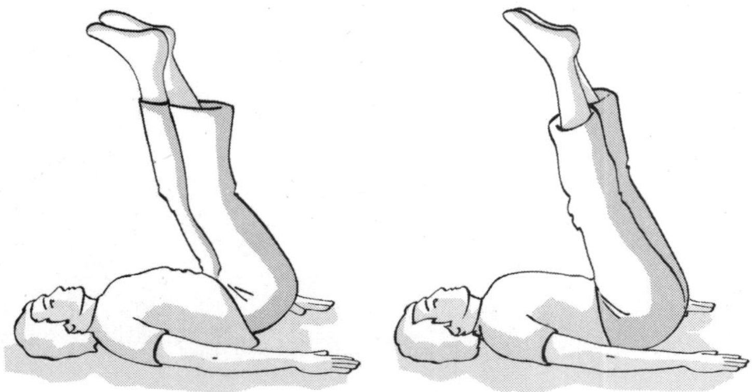

Übung 40 – schräge Bauchmuskulatur – schwer

Kraftausdauer 20–40 Wiederholungen · 4–6 Sätze · 1 Minute Pause · 2–3 pro Woche
Muskelumfang 10–12 Wiederholungen · 3–5 Sätze · 2 Minuten Pause · 1–2 pro Woche
Maximalkraft 3–5 Wiederholungen · 2–4 Sätze · 3–4 Minuten Pause · 1 pro Woche

Ausgangsposition
Legen Sie sich mit dem Rücken auf den Boden. Fixieren Sie einen Gymnastikball zwischen Ober- und Unterschenkeln.
Heben Sie Ihr Gesäß vom Boden ab. Drehen Sie das Becken nach links, indem Sie den linken Beckenknochen zur linken Schulter ziehen.

Endposition
Halten Sie die Spannung aufrecht, und wechseln Sie nach rechts zur Gegenseite, ohne den Ball abzusenken.
Üben Sie langsam und in fließender Bewegung. Atmen Sie gleichmäßig weiter, und halten Sie auf keinen Fall die Luft an.

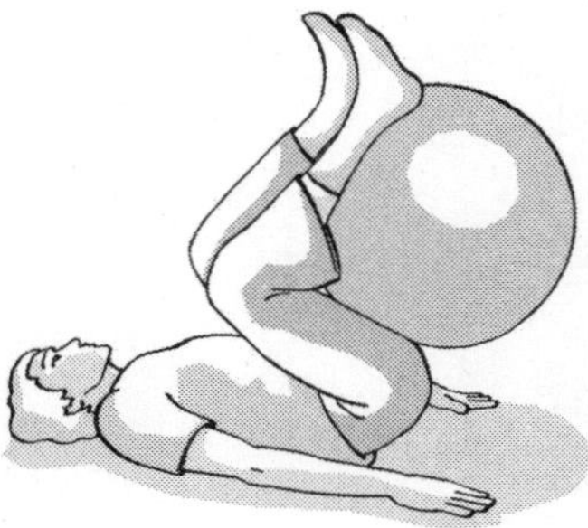

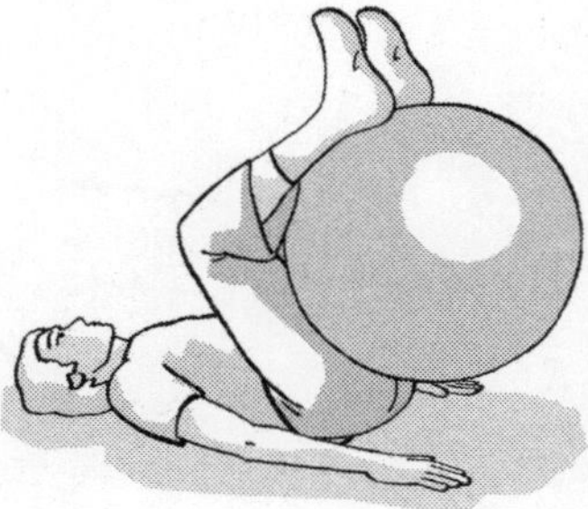

Übung 41 – schräge Bauchmuskulatur – schwer

Kraftausdauer	20-40 Wiederholungen · 4-6 Sätze · 1 Minute Pause · 2-3 pro Woche
Muskelumfang	10-12 Wiederholungen · 3-5 Sätze · 2 Minuten Pause · 1-2 pro Woche
Maximalkraft	3-5 Wiederholungen · 2-4 Sätze · 3-4 Minuten Pause · 1 pro Woche

Ausgangsposition

Setzen Sie sich auf einen Gymnastikball. Gehen Sie nun mit kleinen Schritten nach vorn, bis der Ball an Ihrer Lendenwirbelsäule aufliegt.

Legen Sie Ihre Fingerkuppen an den Hinterkopf, und neigen Sie sich weiter nach hinten.

Endposition

Heben Sie den Oberkörper beim Ausatmen nach oben an, und drehen Sie sich gleichzeitig nach rechts.

Der Ball darf dabei nicht mitbewegt werden. Halten Sie Ihren Kopf stabil.

Wechseln Sie nach einem Satz nach links.

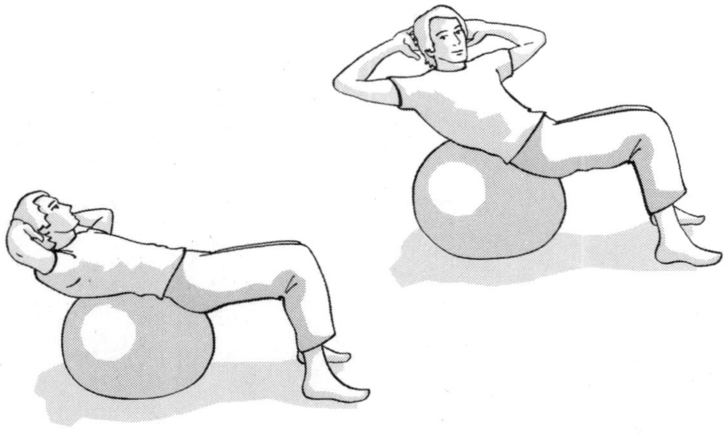

Übung 42 – schräge Bauchmuskulatur – schwer

Kraftausdauer 20–40 Wiederholungen · 4–6 Sätze · 1 Minute Pause · 2–3 pro Woche
Muskelumfang 10–12 Wiederholungen · 3–5 Sätze · 2 Minuten Pause · 1–2 pro Woche
Maximalkraft 3–5 Wiederholungen · 2–4 Sätze · 3–4 Minuten Pause · 1 pro Woche

Ausgangsposition

Legen Sie sich mit dem Rücken auf den Boden, und heben Sie die Beine angewinkelt vom Boden ab. Überkreuzen Sie die Unterschenkel, und legen Sie Ihre Fingerkuppen an den Hinterkopf.

Heben Sie den Oberkörper etwas vom Boden ab.

Endposition

Rollen Sie den Oberkörper beim Ausatmen nach vorn, und drehen Sie sich gleichzeitig auf die rechte Seite.

Halten Sie Ihren Kopf und die Stellung der Beine stabil.

Senken Sie den Körper anschließend nach unten, ohne abzusetzen, und drehen Sie sich nach links.

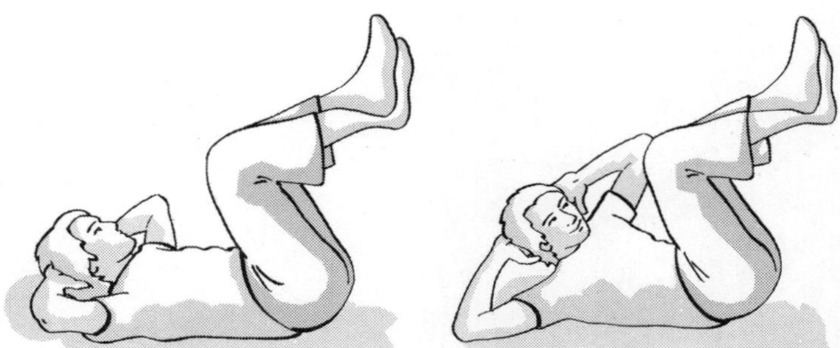

Übung 43 – schräge Bauchmuskulatur – sehr schwer

Kraftausdauer 20–40 Wiederholungen · 4–6 Sätze · 1 Minute Pause · 2–3 pro Woche
Muskelumfang 10–12 Wiederholungen · 3–5 Sätze · 2 Minuten Pause · 1–2 pro Woche
Maximalkraft 3–5 Wiederholungen · 2–4 Sätze · 3–4 Minuten Pause · 1 pro Woche

Ausgangsposition

Legen Sie sich auf den Rücken, und heben Sie die Beine angewinkelt vom Boden ab. Überkreuzen Sie die Unterschenkel. Ziehen Sie die Bauchdecke ein, und schieben Sie zunächst die Füße etwas nach vorn.
Stützen Sie mit den Fingerkuppen Ihren Hinterkopf, und heben Sie den Oberkörper leicht vom Boden ab.

Endposition

Rollen Sie beim Ausatmen den Oberkörper nach rechts, und ziehen Sie gleichzeitig die Oberschenkel in Richtung Bauch. Vermeiden Sie eine ruckartige Bewegung.
Gehen Sie zurück in die Ausgangsposition, und rollen Sie sich anschließend nach links.

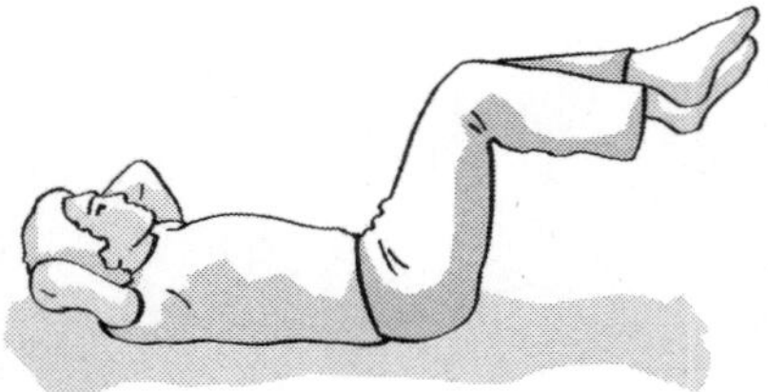

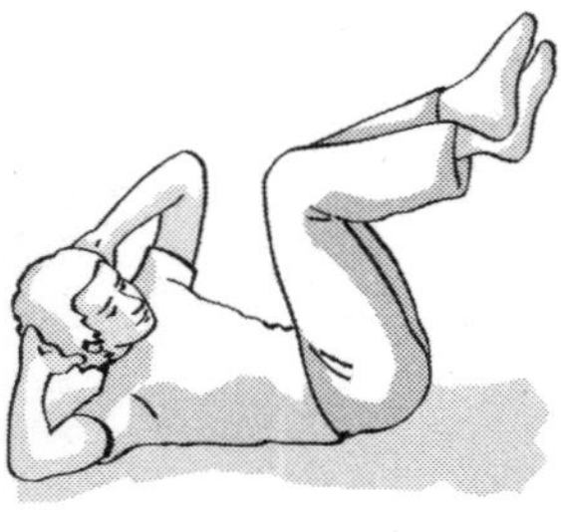

Übung 44 – schräge Bauchmuskulatur – sehr schwer

Kraftausdauer 20–40 Wiederholungen · 4–6 Sätze · 1 Minute Pause · 2–3 pro Woche
Muskelumfang 10–12 Wiederholungen · 3–5 Sätze · 2 Minuten Pause · 1–2 pro Woche
Maximalkraft 3–5 Wiederholungen · 2–4 Sätze · 3–4 Minuten Pause · 1 pro Woche

Ausgangsposition

Legen Sie in Rücklage die Hände an den Hinterkopf, und heben Sie den Oberkörper nach oben.
Ziehen Sie das rechte Bein an, und strecken Sie das linke. Drehen Sie gleichzeitig den Oberkörper nach rechts, indem Sie den linken Ellbogen Richtung rechtes Knie bewegen.

Endposition

Wechseln Sie fließend zur Gegenseite: Beugen Sie das linke Bein und strecken Sie das rechte. Drehen Sie den Oberkörper nach links.
Je weiter Sie die Beine nach vorn strecken, umso intensiver wird die Belastung.

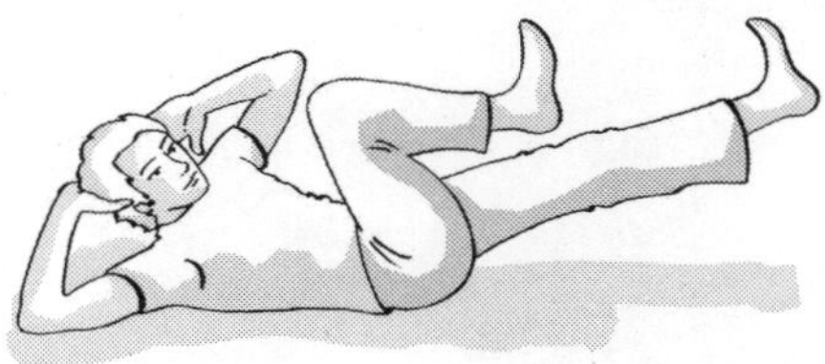

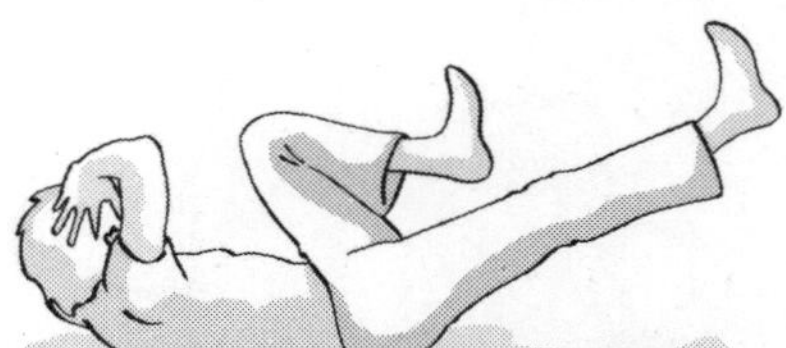

Übung 45 – schräge Bauchmuskulatur – sehr schwer

Kraftausdauer 20–40 Wiederholungen • 4–6 Sätze • 1 Minute Pause • 2–3 pro Woche
Muskelumfang 10–12 Wiederholungen • 3–5 Sätze • 2 Minuten Pause • 1–2 pro Woche
Maximalkraft 3–5 Wiederholungen • 2–4 Sätze • 3–4 Minuten Pause • 1 pro Woche

Ausgangsposition

Winkeln Sie in Rücklage die Beine an. Rollen Sie den Oberkörper nach oben.
Ziehen Sie das rechte Bein an, und strecken Sie das linke.
Drehen Sie den Oberkörper nach rechts, indem Sie den linken Arm zum rechten Fuß strecken und den rechten Arm nach hinten bewegen.

Endposition

Wechseln Sie danach die Seite: Beugen Sie das linke Bein und strecken Sie das rechte. Bewegen Sie Ihren Oberkörper zum linken Bein.
Die Lendenwirbelsäule muss während der gesamten Übung auf dem Boden bleiben!

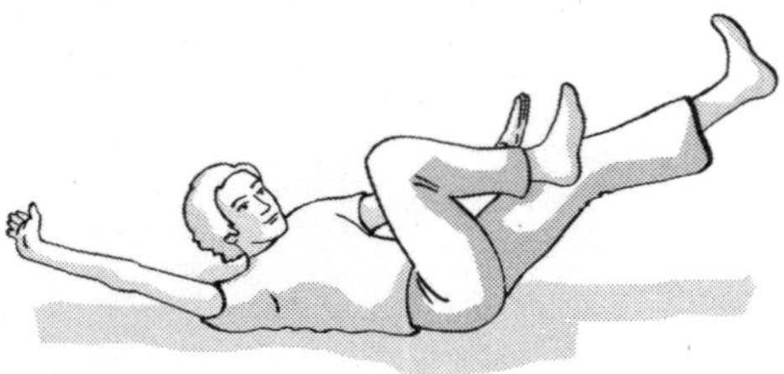

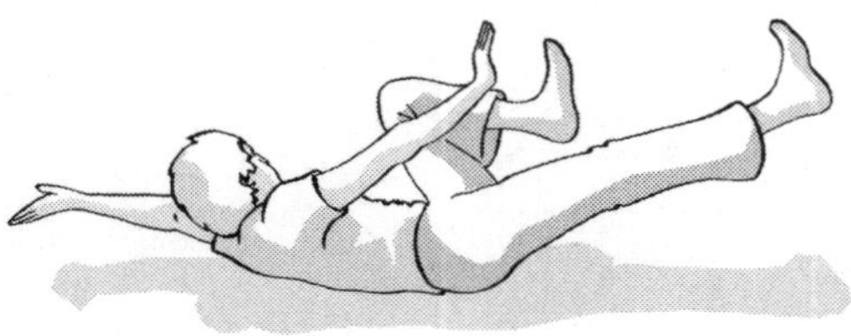

Übung 46 – schräge Bauchmuskulatur – sehr schwer

Kraftausdauer 20–40 Wiederholungen · 4–6 Sätze · 1 Minute Pause · 2–3 pro Woche
Muskelumfang 10–12 Wiederholungen · 3–5 Sätze · 2 Minuten Pause · 1–2 pro Woche
Maximalkraft 3–5 Wiederholungen · 2–4 Sätze · 3–4 Minuten Pause · 1 pro Woche

Ausgangsposition
Legen Sie sich seitlich mit der Taille auf einen Gymnastikball, und stellen Sie das obere Bein angebeugt am Boden auf.
Tipp: Stützen Sie sich mit dem unteren Bein an einer Wand ab.
Legen Sie Ihre Fingerkuppen an den Hinterkopf, und drücken Sie die Ellbogen nach außen.
Heben Sie den Oberkörper etwas an.

Endposition
Heben Sie den Oberkörper seitlich ein wenig in die Höhe.
Halten Sie den Kopf in Verlängerung der Wirbelsäule, und achten Sie darauf, dass sich der Ball nicht mitbewegt.
Wechseln Sie nach jedem Satz die Seite.

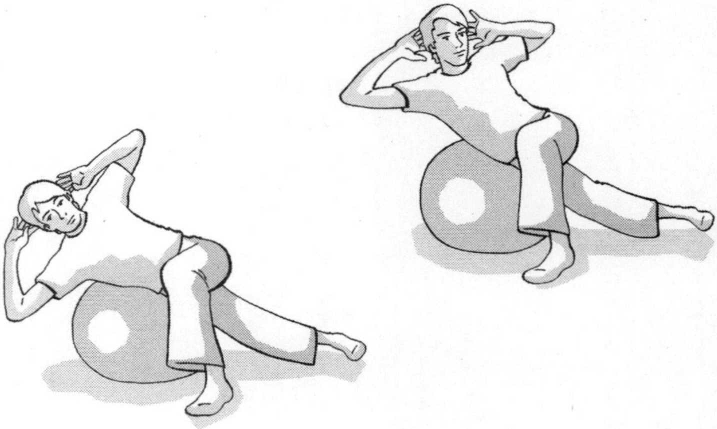

Die besten Übungen für einen knackigen Po

Den Po mit Kraftübungen in die richtige Form zu bringen mag zwar anfangs ein wenig anstrengend sein, ist aber sehr erfolgversprechend. Die Muskelgruppen in unserer Körperrückseite sprechen gut an – erste Erfolge werden schon nach ein paar Wochen sichtbar. Verschiedene Hilfsmittel wie Gymnastikball, Gymnastikband oder ein Stuhl machen die Übungen abwechslungsreich und interessant.

Die kleine Gesäßmuskulatur

Die seitliche Hüftmuskulatur, zu der die kleine und mittlere Gesäßmuskulatur gehört, hat zwei wichtige Funktionen: Sie spreizt das Bein nach außen ab und stabilisiert das Becken im Stand, beim Gehen oder Laufen. Darüber hinaus sorgt sie bei einseitiger Belastung dafür, dass das Becken nicht seitlich abkippt. Die optische Wirkung ist aufgrund der Form und der Lage der Muskeln nicht so dominant wie beim großen Gesäßmuskel, der die Form unseres Pos entscheidend bestimmt.
Dennoch ist auch die kleine und mittlere Muskulatur an der Formung und dem Erscheinungsbild des Gesäßes beteiligt.

Der Gegenspieler ist stark

Der Gegenspieler der Gesäßmuskulatur ist die vordere Hüftmuskulatur, die aber bei den meisten von uns kräftig genug ist, um auch einem gut trainierten Gesäßmuskel Paroli zu bieten. Solange Sie keine Probleme haben, brauchen Sie diese nicht zusätzlich zu trainieren.

Welche Übungen für Sie geeignet sind

Bevor Sie mit dem Training beginnen, sollten Sie die folgende Testübung (siehe rechts) absolvieren, um Ihr aktuelles Leistungsniveau zu bestimmen. Treffen Sie Ihre Auswahl unter den Übungen dieses Kapitels danach, wie viele Wiederholungen Sie mit der Testübung schaffen. Die Testauswertung auf Seite 67 f. sagt Ihnen, wie es geht.

Testübung für die kleine Gesäßmuskulatur

Ausgangsposition

Knien Sie sich zunächst seitlich auf den Boden, und stützen Sie sich auf der Seite mit beiden Händen ab.
Strecken Sie ein Bein so weit wie möglich nach hinten. Ziehen Sie die Fußspitze an, und heben Sie das gestreckte Bein etwas vom Boden ab.

Endposition

Heben Sie das Bein so weit wie möglich nach oben an, ohne dabei die Stellung des Rumpfes zu verändern.
Das Heben und Senken soll etwa zwei Sekunden dauern. Zählen Sie, wie oft Sie das Bein langsam abheben können.
Wechseln Sie anschließend auf die andere Seite. Bewertet wird das schlechtere Ergebnis.

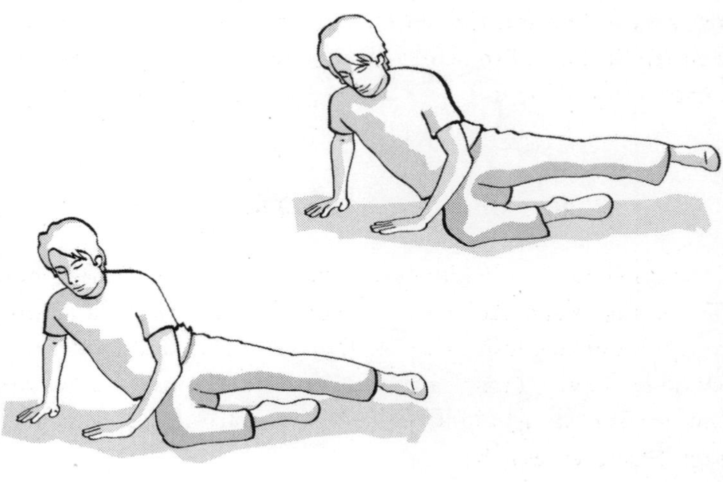

Übung 47 – kleine Gesäßmuskulatur – leicht

Kraftausdauer 20–40 Wiederholungen · 4–6 Sätze · 1 Minute Pause · 2–3 pro Woche
Muskelumfang 10–12 Wiederholungen · 3–5 Sätze · 2 Minuten Pause · 1–2 pro Woche
Maximalkraft 3–5 Wiederholungen · 2–4 Sätze · 3–4 Minuten Pause · 1 pro Woche

Ausgangsposition

Legen Sie sich auf die Seite, und ziehen Sie beide Beine zum Körper. Stützen Sie sich mit dem oberen Arm vor dem Körper ab.
Heben Sie das obere Bein etwas an. Halten Sie die Hüfte senkrecht.

Endposition

Strecken Sie beim Ausatmen das obere Bein nach hinten. Die Fußspitze zeigt dabei nach vorn.
Achten Sie darauf, dass Ihr Rücken nicht mitbewegt wird.
Wechseln Sie nach einem Durchgang auf die andere Seite.

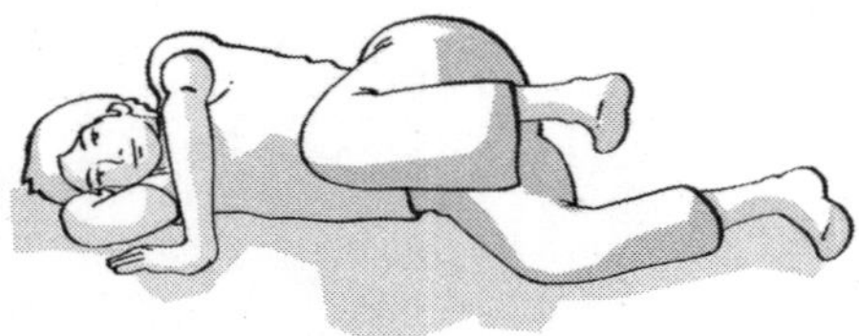

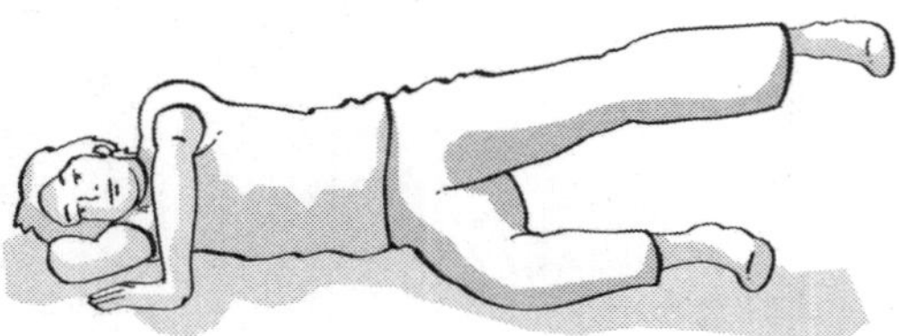

Übung 48 – kleine Gesäßmuskulatur – leicht

Kraftausdauer 20–40 Wiederholungen · 4–6 Sätze · 1 Minute Pause · 2–3 pro Woche
Muskelumfang 10–12 Wiederholungen · 3–5 Sätze · 2 Minuten Pause · 1–2 pro Woche
Maximalkraft 3–5 Wiederholungen · 2–4 Sätze · 3–4 Minuten Pause · 1 pro Woche

Ausgangsposition

Setzen Sie sich aufrecht auf einen Stuhl. Knoten Sie das Gymnastikband zusammen, und schlingen Sie es eng oberhalb der Knie um beide Oberschenkel.

Endposition

Drücken Sie jetzt Ihre Oberschenkel gegen den Bandwiderstand nach außen. Der Oberkörper bewegt sich nicht.
Achten Sie auf eine aufrechte Haltung.

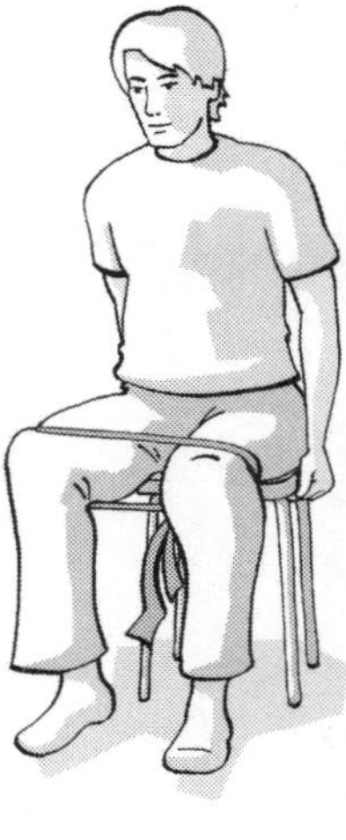

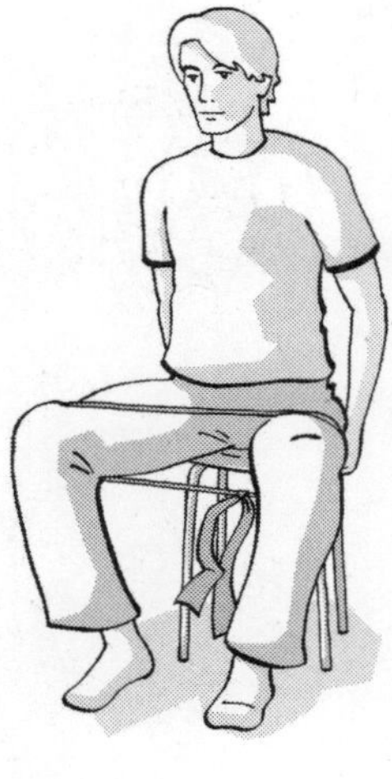

Übung 49 – kleine Gesäßmuskulatur – leicht

Kraftausdauer	20–40 Wiederholungen • 4–6 Sätze • 1 Minute Pause • 2–3 pro Woche
Muskelumfang	10–12 Wiederholungen • 3–5 Sätze • 2 Minuten Pause • 1–2 pro Woche
Maximalkraft	3–5 Wiederholungen • 2–4 Sätze • 3–4 Minuten Pause • 1 pro Woche

Ausgangsposition

Legen Sie sich auf die Seite. Winkeln Sie das untere Bein an, und strecken Sie das obere Bein.

Stützen Sie sich mit dem oberen Arm vor dem Körper ab, und heben Sie das obere Bein etwas vom Boden ab. Die Fußspitze zeigt dabei nach vorn.

Endposition

Heben Sie nun das gestreckte Bein nach oben. Halten Sie unbedingt die Hüfte gestreckt und Ihren Rücken stabil.

Wechseln Sie nach einem Satz auf die andere Seite zum rechten Bein.

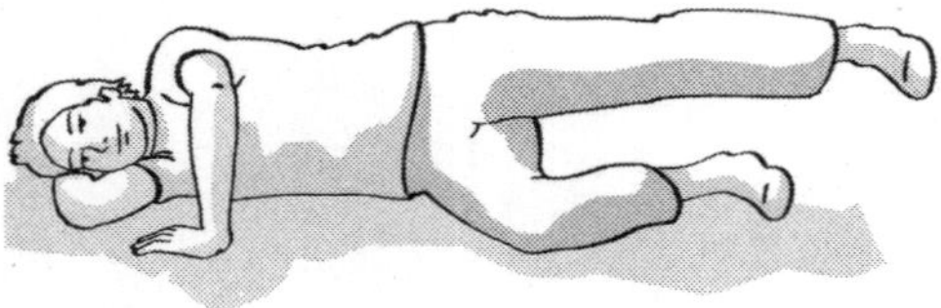

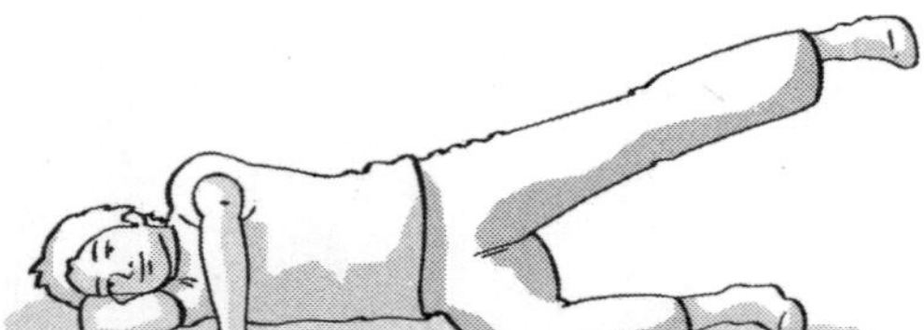

Übung 50 – kleine Gesäßmuskulatur – mittelschwer

Kraftausdauer 20–40 Wiederholungen · 4–6 Sätze · 1 Minute Pause · 2–3 pro Woche
Muskelumfang 10–12 Wiederholungen · 3–5 Sätze · 2 Minuten Pause · 1–2 pro Woche
Maximalkraft 3–5 Wiederholungen · 2–4 Sätze · 3–4 Minuten Pause · 1 pro Woche

Ausgangsposition

Legen Sie sich auf die Seite, und stützen Sie sich vor dem Körper ab. Heben Sie beide Beine gestreckt vom Boden ab.
Bewegen Sie gleichzeitig das obere Bein nach vorn und das untere nach hinten.

Endposition

Denken Sie an einen stabilen Rumpf. Ziehen Sie die Bauchdecke ein, und bewegen Sie, ohne abzusetzen, die Beine wechselseitig nach vorn und nach hinten.
Wechseln Sie nach einem Satz auf die andere Seite.

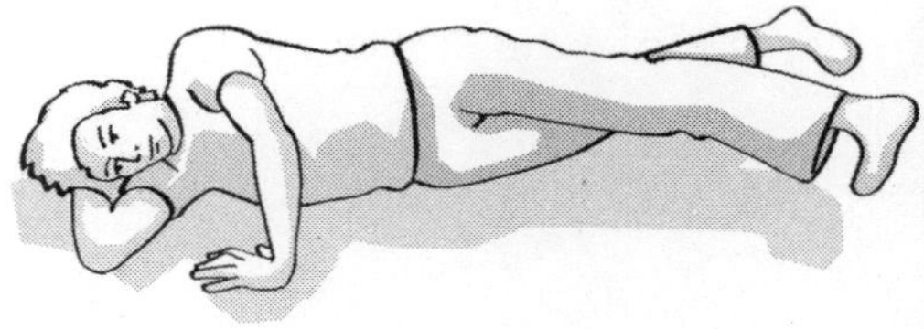

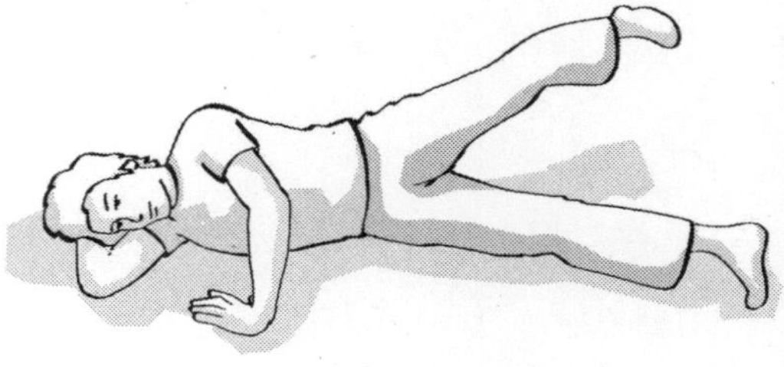

Übung 51 – kleine Gesäßmuskulatur – mittelschwer

Kraftausdauer 20–40 Wiederholungen · 4–6 Sätze · 1 Minute Pause · 2–3 pro Woche
Muskelumfang 10–12 Wiederholungen · 3–5 Sätze · 2 Minuten Pause · 1–2 pro Woche
Maximalkraft 3-5 Wiederholungen · 2-4 Sätze · 3-4 Minuten Pause · 1 pro Woche

Ausgangsposition

Knien Sie sich zunächst seitlich auf den Boden, und stützen Sie sich auf der Seite mit beiden Händen ab. Strecken Sie ein Bein so weit wie möglich nach hinten.
Heben Sie nun das gestreckte Bein etwas vom Boden ab.

Endposition

Heben Sie das Bein weiter nach oben an, ohne dabei die Stellung des Rumpfes zu verändern.
Heben und senken Sie das Bein in gleichmäßigem Rhythmus ohne Schwung.
Wechseln Sie nach einem Satz auf die andere Seite.

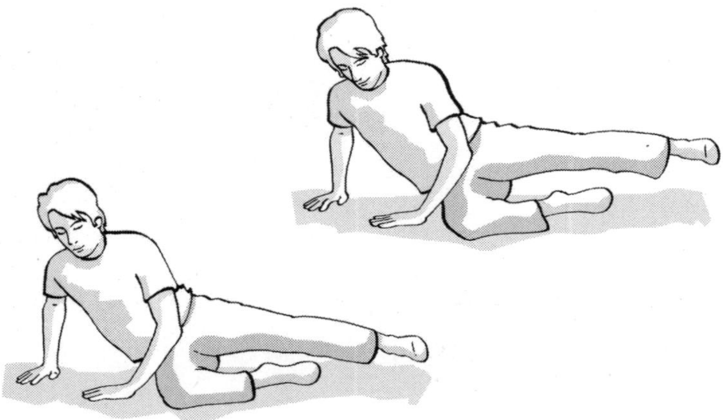

Übung 52 – kleine Gesäßmuskulatur – mittelschwer

Kraftausdauer 20–40 Wiederholungen · 4–6 Sätze · 1 Minute Pause · 2–3 pro Woche

Muskelumfang 10–12 Wiederholungen · 3–5 Sätze · 2 Minuten Pause · 1–2 pro Woche

Maximalkraft 3–5 Wiederholungen · 2–4 Sätze · 3–4 Minuten Pause · 1 pro Woche

Ausgangsposition

Legen Sie sich seitlich mit der Taille auf einen Gymnastikball, und stützen Sie sich mit den Händen darauf ab. Halten Sie den Kopf in Verlängerung der Wirbelsäule.

Heben Sie nun das obere Bein etwas nach oben, möglichst ohne das Gleichgewicht zu verlieren.

Endposition

Heben Sie das gestreckte Bein weiter an, und senken Sie es dann wieder in die Ausgangsposition.

Wechseln Sie nach jedem Durchgang die Seite.

Neben der Kraft fördert diese Übung den Gleichgewichtssinn und die Feinabstimmung der Muskulatur.

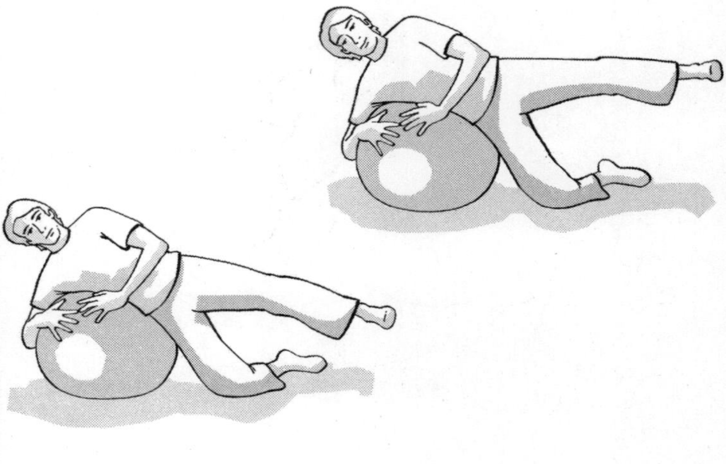

Übung 53 – kleine Gesäßmuskulatur – schwer

Kraftausdauer 20–40 Wiederholungen · 4–6 Sätze · 1 Minute Pause · 2–3 pro Woche
Muskelumfang 10–12 Wiederholungen · 3–5 Sätze · 2 Minuten Pause · 1–2 pro Woche
Maximalkraft 3–5 Wiederholungen · 2–4 Sätze · 3–4 Minuten Pause · 1 pro Woche

Ausgangsposition

Legen Sie sich auf die Seite, und stützen Sie sich mit dem oberen Arm vor dem Körper ab. Ziehen Sie die Bauchdecke ein, und heben Sie beide Beine gestreckt vom Boden ab. Der Rumpf ist stabil, und die Fußspitzen zeigen nach vorn.

Endposition

Heben Sie beim Ausatmen das obere Bein nach oben an.
Wechseln Sie nach jedem Satz auf die andere Seite.
Neben der Gesäßmuskulatur trainieren Sie die seitliche Rumpfmuskulatur und die Innenseite des Oberschenkels.

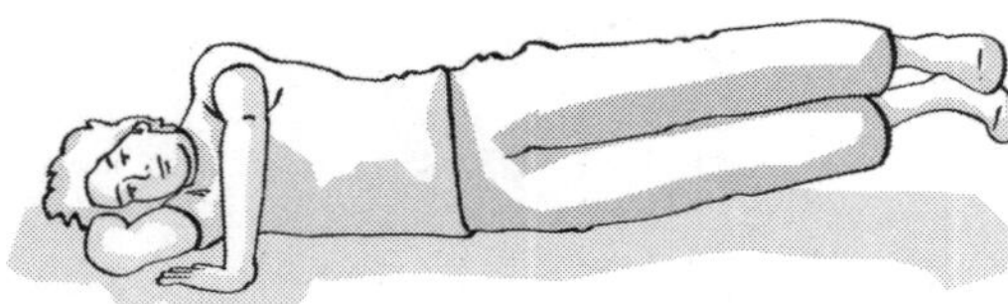

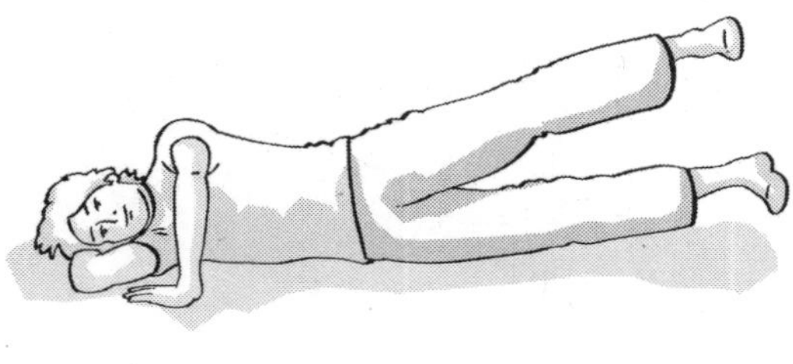

Übung 54 – kleine Gesäßmuskulatur – schwer

Kraftausdauer 20–40 Wiederholungen • 4–6 Sätze • 1 Minute Pause • 2–3 pro Woche

Muskelumfang 10–12 Wiederholungen • 3–5 Sätze • 2 Minuten Pause • 1–2 pro Woche

Maximalkraft 3–5 Wiederholungen • 2–4 Sätze • 3–4 Minuten Pause • 1 pro Woche

Ausgangsposition

Legen Sie sich auf die Seite, und stützen Sie sich mit dem Unterarm vom Boden ab.

Winkeln Sie das Knie des unteren Beines an, und heben Sie das obere Bein gestreckt von der Unterlage ab.

Endposition

Heben Sie das obere Bein weiter nach oben an, ohne die Stellung des Rumpfes zu verändern.

Wechseln Sie nach jedem Satz die Seite.

Mit dieser Übung trainieren Sie auch die seitliche Rumpfmuskulatur.

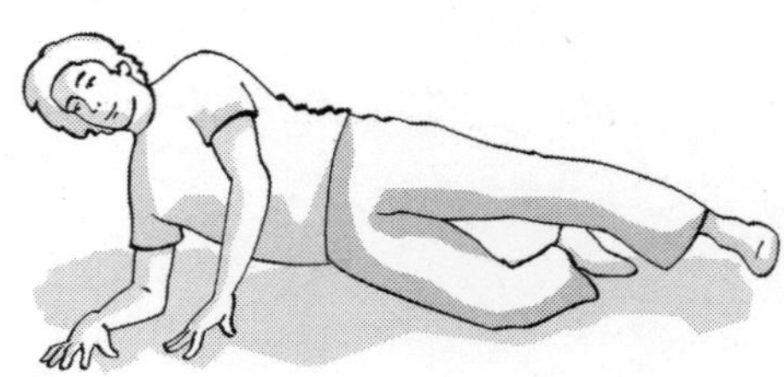

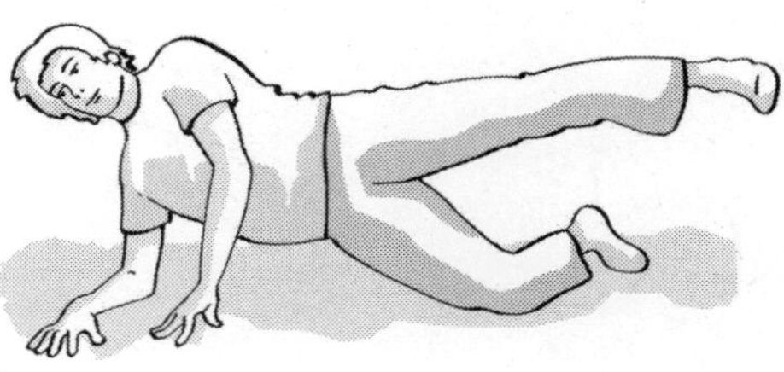

Übung 55 – kleine Gesäßmuskulatur – schwer

Kraftausdauer 20–40 Wiederholungen · 4–6 Sätze · 1 Minute Pause · 2–3 pro Woche
Muskelumfang 10–12 Wiederholungen · 3–5 Sätze · 2 Minuten Pause · 1–2 pro Woche
Maximalkraft 3–5 Wiederholungen · 2–4 Sätze · 3–4 Minuten Pause · 1 pro Woche

Ausgangsposition

Verknoten Sie ein Gymnastikband zu einer engen Schlaufe. Legen Sie sich auf die Seite, und winkeln Sie das untere Bein etwas an.
Schlingen Sie das Band auf Knöchelhöhe des unteren Beines um beide Beine.
Heben Sie das obere Bein etwas an.

Endposition

Heben Sie das gestreckte Bein nach oben. Halten Sie Ihren Rumpf stabil, indem Sie sich mit dem oberen Arm vor dem Körper abstützen.
Trainieren Sie beide Seiten.

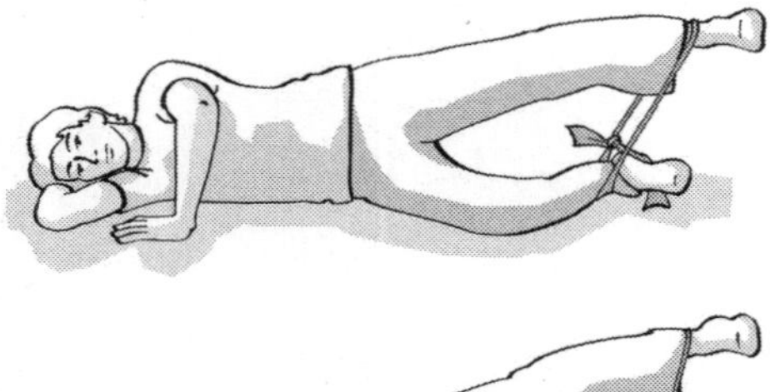

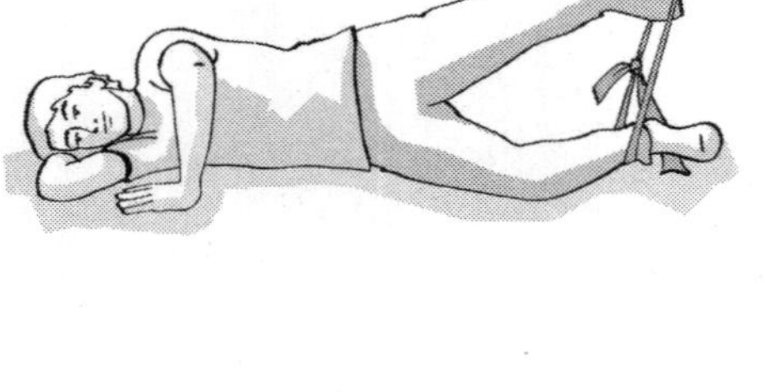

Übung 56 – kleine Gesäßmuskulatur – sehr schwer

Kraftausdauer 20–40 Wiederholungen · 4–6 Sätze · 1 Minute Pause · 2–3 pro Woche
Muskelumfang 10–12 Wiederholungen · 3–5 Sätze · 2 Minuten Pause · 1–2 pro Woche
Maximalkraft 3–5 Wiederholungen · 2–4 Sätze · 3–4 Minuten Pause · 1 pro Woche

Ausgangsposition

Legen Sie sich auf die Seite, und stützen Sie sich mit dem unteren Arm vom Boden ab. Das obere Bein liegt etwas nach vorn versetzt.
Legen Sie die obere Hand an Ihren Hinterkopf, und heben Sie Ihr Becken etwas vom Boden ab.

Endposition

Heben Sie das Becken etwas an. Heben und senken Sie das Becken, ohne dazwischen auf den Boden zu kommen.
Halten Sie dabei den Rumpf stabil, indem Sie die Bauchdecke anspannen.
Wechseln Sie nach jedem Satz die Seite.

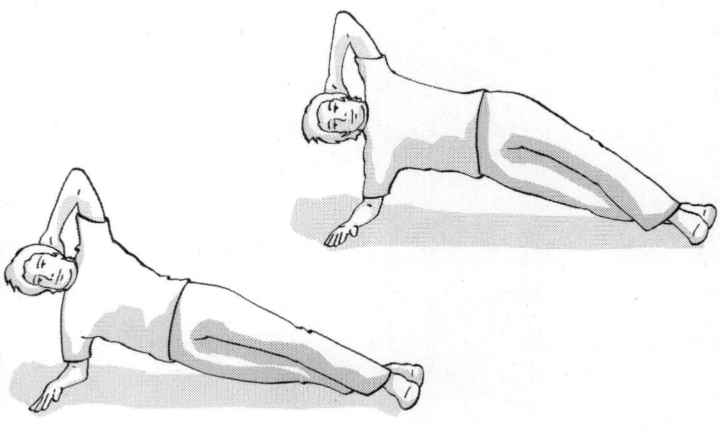

Übung 57 – kleine Gesäßmuskulatur – sehr schwer

Kraftausdauer 20–40 Wiederholungen · 4–6 Sätze · 1 Minute Pause · 2–3 pro Woche
Muskelumfang 10–12 Wiederholungen · 3–5 Sätze · 2 Minuten Pause · 1–2 pro Woche
Maximalkraft 3-5 Wiederholungen · 2–4 Sätze · 3–4 Minuten Pause · 1 pro Woche

Ausgangsposition
Legen Sie sich auf die Seite. Stützen Sie sich auf Ihren Unterarm. Ziehen Sie die Bauchdecke etwas ein, und heben Sie das Becken vom Boden ab.
Ziehen Sie die Schulterblätter nach unten, und halten Sie die Schultern weg vom Kopf.

Endposition
Halten Sie den Rumpf stabil, und heben Sie das obere Bein nach oben an.
Heben und senken Sie das Bein, ohne es dazwischen abzulegen. Trainieren Sie beide Seiten. Wechseln Sie nach jedem Satz.

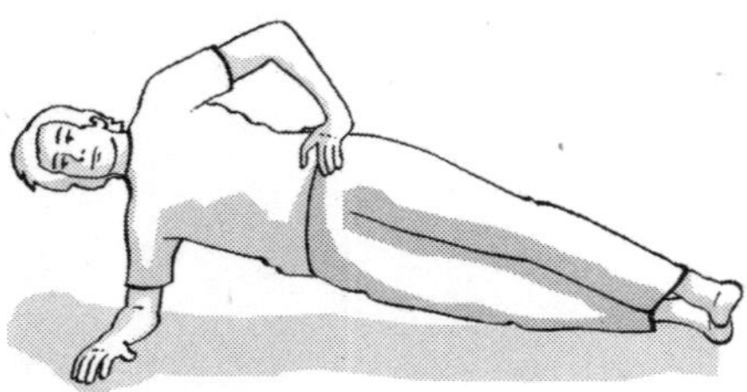

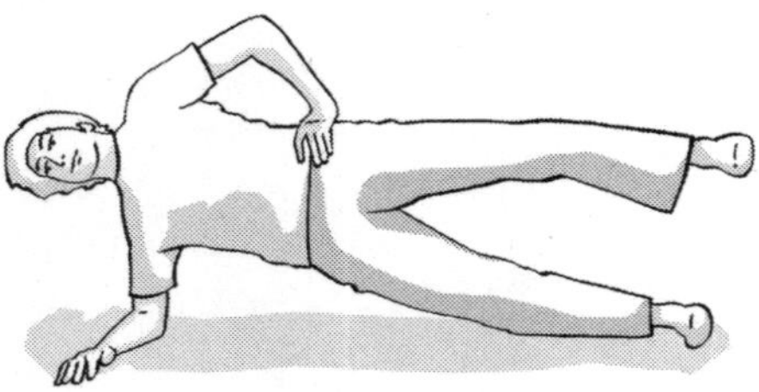

Der große Gesäßmuskel

Der große Gesäßmuskel streckt das Hüftgelenk und stabilisiert den Übergangsbereich vom Becken zur Lendenwirbelsäule. Vor allem in Lauf- und Sprungsportarten ist er von Bedeutung, aber auch bei Bewegungen im Alltag. Der Muskel arbeitet bei fast allen Tätigkeiten.
Im folgenden Abschnitt finden Sie zahlreiche Übungen, die Ihre Gesäßmuskulatur in Form bringen und die Muskelspannung erhöhen. Machen Sie den folgenden Test, um zu sehen, was Sie im Moment leisten können. Die Auswertung der Testergebnisse können Sie auf Seite 67 f. nachlesen.

Testübung für den großen Gesäßmuskel

Ausgangsposition

Legen Sie sich auf den Rücken, und stellen Sie sich auf die Fersen. Die Arme liegen locker auf der Seite.

Heben Sie Ihr Becken vom Boden, ziehen Sie ein Bein zum Oberkörper.

Endposition

Heben Sie Ihr Becken an, bis Ihr Rücken und Ihre Hüfte gestreckt sind. Senken Sie anschließend das Becken wieder.

Wechseln Sie nach einem Satz die Seite. Zählen Sie, wie oft Sie die Hüfte strecken können.

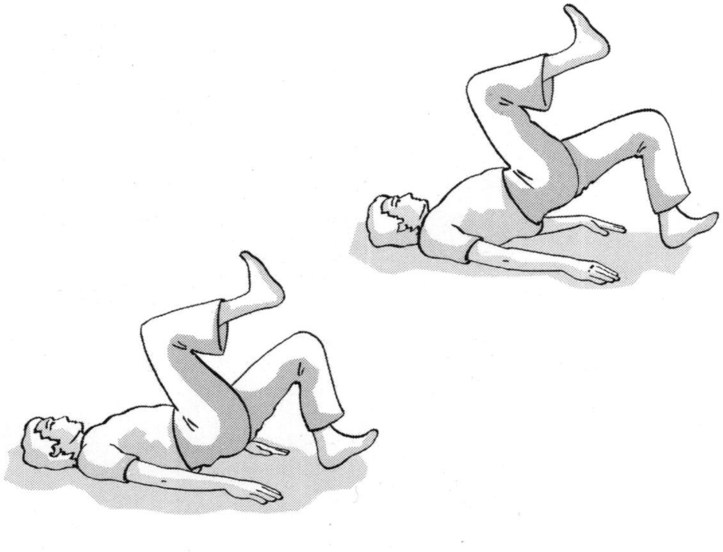

Übung 58 – großer Gesäßmuskel – leicht

Kraftausdauer 20–40 Wiederholungen · 4–6 Sätze · 1 Minute Pause · 2–3 pro Woche
Muskelumfang 10–12 Wiederholungen · 3–5 Sätze · 2 Minuten Pause · 1–2 pro Woche
Maximalkraft 3–5 Wiederholungen · 2–4 Sätze · 3–4 Minuten Pause · 1 pro Woche

Ausgangsposition

Legen Sie sich auf den Rücken, und stellen Sie sich auf die Fersen.
Ziehen Sie die Bauchdecke etwas ein, und heben Sie das Becken minimal vom Boden ab.

Endposition

Heben Sie beim Ausatmen das Becken weiter nach oben an, bis Ihr Oberkörper und Ihre Oberschenkel eine Linie bilden.
Senken Sie es danach wieder ab in die Ausgangsposition.
Üben Sie langsam und ohne Schwung.

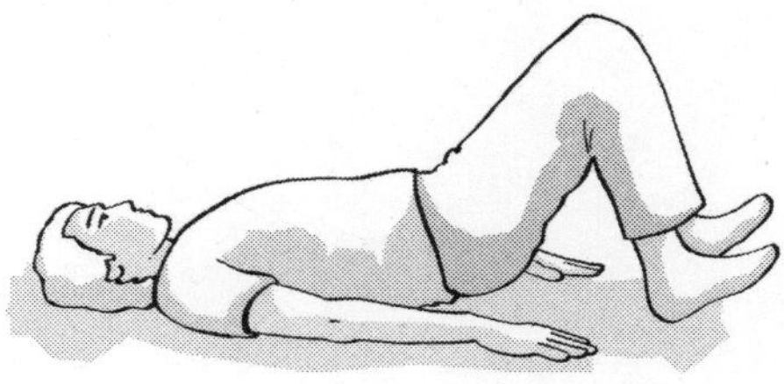

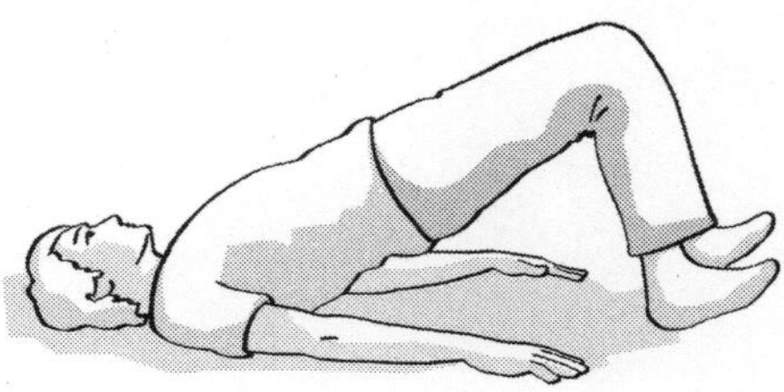

Übung 59 – großer Gesäßmuskel – leicht

Kraftausdauer	20–40 Wiederholungen • 4–6 Sätze • 1 Minute Pause • 2–3 pro Woche
Muskelumfang	10–12 Wiederholungen • 3–5 Sätze • 2 Minuten Pause • 1–2 pro Woche
Maximalkraft	3–5 Wiederholungen • 2–4 Sätze • 3–4 Minuten Pause • 1 pro Woche

Ausgangsposition

Knien Sie sich im Vierfüßerstand hin, und stützen Sie sich auf Ihre Unterarme. Der Kopf bildet eine gerade Linie mit dem Rücken.
Heben Sie das rechte, gebeugte Bein etwas vom Boden ab.

Endposition

Schieben Sie nun das angebeugte Bein nach oben, bis die Hüfte ganz gestreckt ist. Rücken und Oberschenkel bilden eine Linie. Halten Sie den Rumpf stabil, und kippen Sie nicht ins Hohlkreuz.
Wechseln Sie nach jedem Durchgang die Seite.

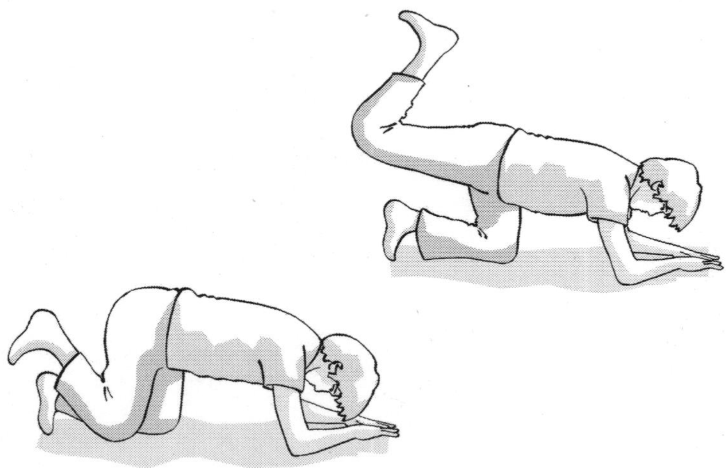

Übung 60 – großer Gesäßmuskel – leicht

Kraftausdauer 20–40 Wiederholungen · 4–6 Sätze · 1 Minute Pause · 2–3 pro Woche
Muskelumfang 10–12 Wiederholungen · 3–5 Sätze · 2 Minuten Pause · 1–2 pro Woche
Maximalkraft 3–5 Wiederholungen · 2–4 Sätze · 3–4 Minuten Pause · 1 pro Woche

Ausgangsposition

Setzen Sie sich auf den Boden, und stützen Sie sich mit den Händen hinter Ihrem Körper ab. Winkeln Sie Ihre Beine an, und stellen Sie sich auf die Fersen.
Heben Sie nun das Becken etwas vom Boden ab.

Endposition

Strecken Sie Ihre Hüfte, und heben Sie das Becken nach oben an.
Senken Sie anschließend das Becken wieder nach unten, ohne es ganz am Boden abzusetzen.
Diese Übung kräftigt zusätzlich Ihre Arm- und Rückenmuskulatur.

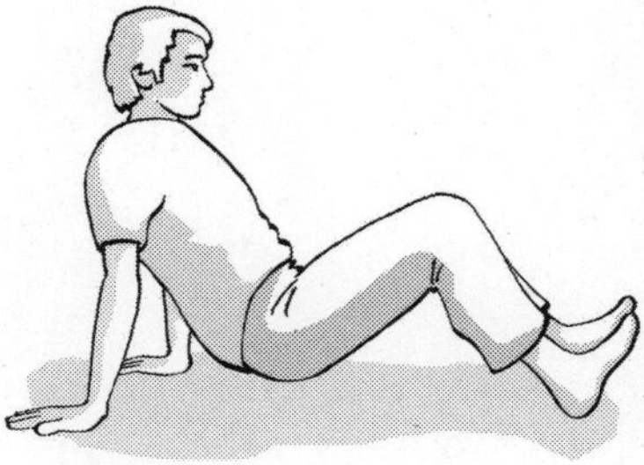

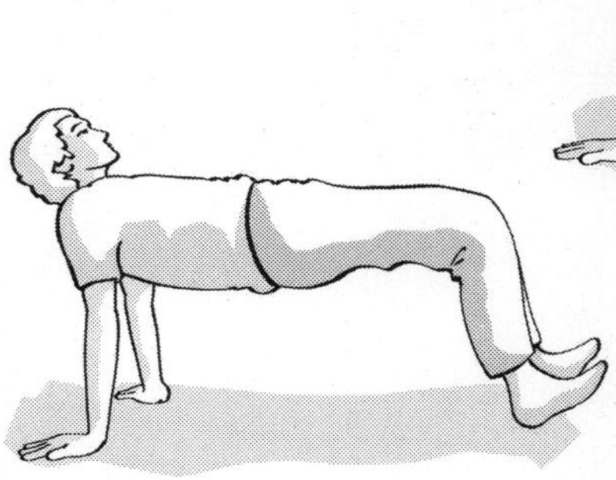

Übung 61 – großer Gesäßmuskel – mittelschwer

Kraftausdauer 20-40 Wiederholungen • 4-6 Sätze • 1 Minute Pause • 2-3 pro Woche
Muskelumfang 10-12 Wiederholungen • 3-5 Sätze • 2 Minuten Pause • 1-2 pro Woche
Maximalkraft 3-5 Wiederholungen • 2-4 Sätze • 3-4 Minuten Pause • 1 pro Woche

Ausgangsposition

Legen Sie sich auf den Rücken, und stellen Sie sich auf die Fersen.
Heben Sie das Becken nach oben an, bis der Rücken und Ihre Oberschenkel eine Linie bilden.
Heben Sie nun das rechte Bein etwas vom Boden ab.

Endposition

Halten Sie die Hüften und den Rücken gestreckt, und wechseln Sie die Belastung auf das andere Bein.
Heben Sie abwechselnd das linke und rechte Bein vom Boden ab, ohne seitlich wegzukippen.

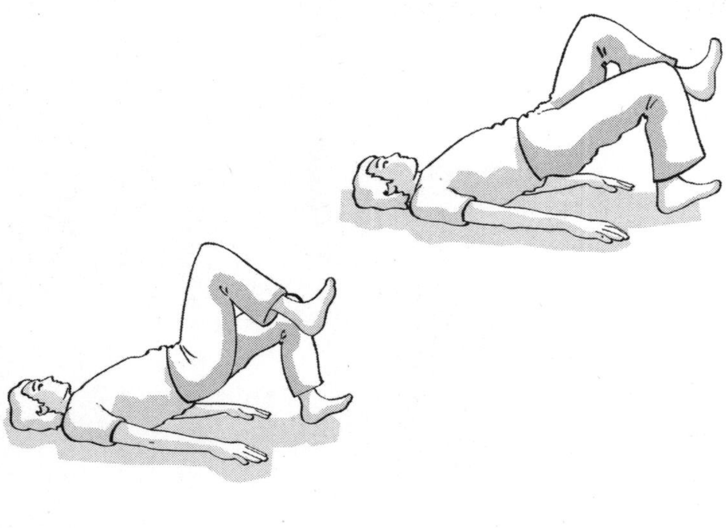

Übung 62 – großer Gesäßmuskel – mittelschwer

Kraftausdauer 20–40 Wiederholungen • 4–6 Sätze • 1 Minute Pause • 2–3 pro Woche
Muskelumfang 10–12 Wiederholungen • 3–5 Sätze • 2 Minuten Pause • 1–2 pro Woche
Maximalkraft 3–5 Wiederholungen • 2–4 Sätze • 3–4 Minuten Pause • 1 pro Woche

Ausgangsposition

Legen Sie sich auf den Rücken, und stellen Sie sich auf die Fersen.
Heben Sie Ihr Becken etwas vom Boden ab.
Ziehen Sie den rechten Oberschenkel in Richtung Ihres Oberkörpers.

Endposition

Heben Sie Ihr Becken weiter nach oben an, bis Ihr Rücken und Ihre linke Hüfte ganz gestreckt sind.
Senken Sie anschließend das Becken wieder in Richtung Boden, ohne abzusetzen.
Wechseln Sie nach einem Satz das Bein.

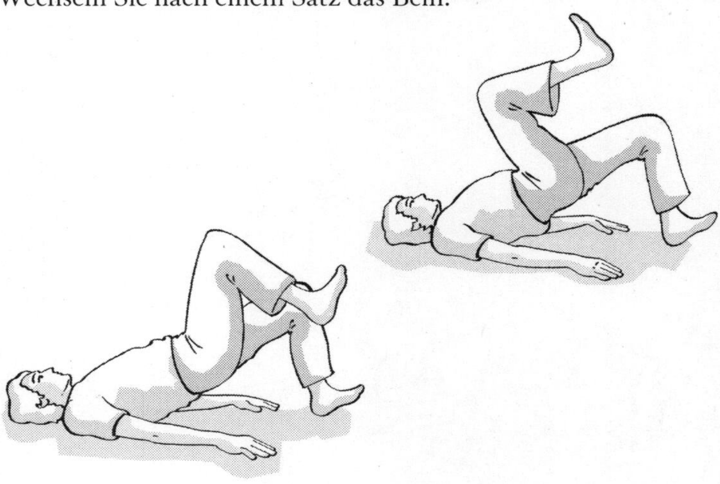

Übung 63 – großer Gesäßmuskel – schwer

Kraftausdauer 20–40 Wiederholungen • 4–6 Sätze • 1 Minute Pause • 2–3 pro Woche
Muskelumfang 10–12 Wiederholungen • 3–5 Sätze • 2 Minuten Pause • 1–2 pro Woche
Maximalkraft 3–5 Wiederholungen • 2–4 Sätze • 3–4 Minuten Pause • 1 pro Woche

Ausgangsposition

Knien Sie sich im Vierfüßerstand hin, und stützen Sie sich auf Ihre Unterarme. Der Rücken und Ihr Kopf bilden dabei eine gerade Linie. Mit einem Bein fixieren Sie die Enden eines Gymnastikbands. Die freie Schlaufe schlingen Sie um die Fußsohle des angewinkelten Beines.

Endposition

Heben Sie nun das Bein gegen den Bandwiderstand angewinkelt nach oben.
Achten Sie darauf, dass Ihr Rücken und Ihr Kopf in einer Linie bleiben.
Wechseln Sie nach einem Satz die Seite.

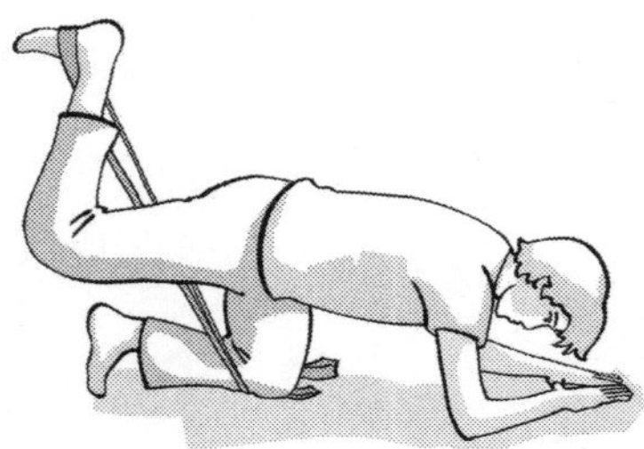

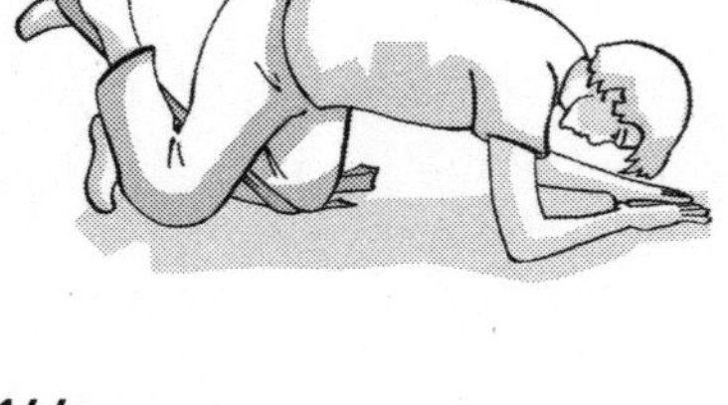

Übung 64 – großer Gesäßmuskel – schwer

Kraftausdauer 20–40 Wiederholungen · 4–6 Sätze · 1 Minute Pause · 2–3 pro Woche
Muskelumfang 10–12 Wiederholungen · 3–5 Sätze · 2 Minuten Pause · 1–2 pro Woche
Maximalkraft 3–5 Wiederholungen · 2–4 Sätze · 3–4 Minuten Pause · 1 pro Woche

Ausgangsposition
Setzen Sie sich auf den Boden, und stützen Sie sich mit den Händen hinter Ihrem Körper ab. Winkeln Sie Ihre Beine an, und stellen Sie sich auf Ihre Fersen.
Heben Sie das Becken vom Boden ab, bis Ihre Hüfte ganz gestreckt ist.
Heben Sie das linke Bein vom Boden ab.

Endposition
Wechseln Sie nun fließend zur anderen Seite.
Heben Sie abwechselnd das linke und rechte Bein vom Boden ab.
Ihr Rücken bleibt dabei ganz stabil. Dazu müssen Sie die Rumpfmuskulatur kräftig anspannen.

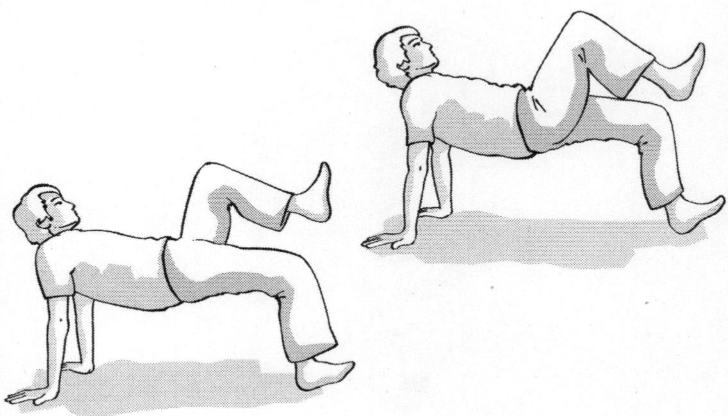

Übung 65 – großer Gesäßmuskel – sehr schwer

Kraftausdauer 20-40 Wiederholungen · 4-6 Sätze · 1 Minute Pause · 2-3 pro Woche

Muskelumfang 10-12 Wiederholungen · 3-5 Sätze · 2 Minuten Pause · 1-2 pro Woche

Maximalkraft 3-5 Wiederholungen · 2-4 Sätze · 3-4 Minuten Pause · 1 pro Woche

Ausgangsposition

Legen Sie sich mit angewinkelten Beinen auf den Rücken, und stellen Sie sich auf die Fersen.
Schlingen Sie ein Gymnastikband um Ihr Becken, und fixieren Sie es mit den Händen am Boden.
Heben Sie ein Bein und das Becken vom Boden ab.

Endposition

Heben Sie Ihr Gesäß an, bis Ihr Rumpf und das aufgestellte Bein eine Linie bilden.
Atmen Sie mit der Bewegung nach oben aus, und halten Sie die Arme am Boden.
Kommen Sie langsam wieder zurück in die Ausgangsposition, und wechseln Sie nach jedem Satz das Bein.

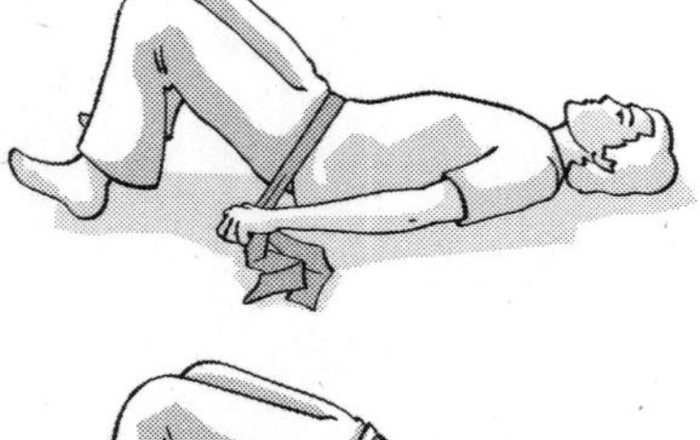

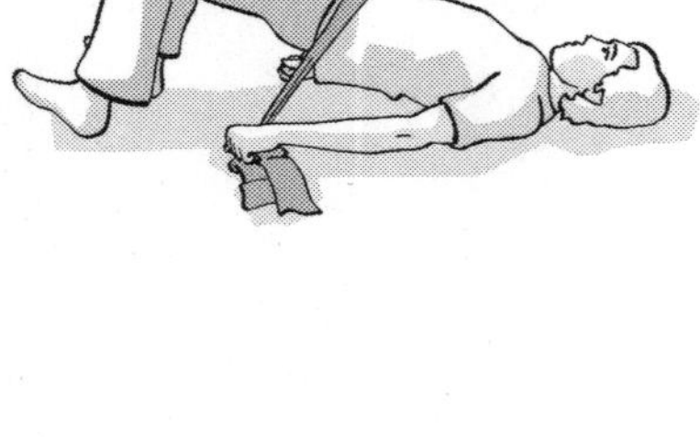

Übung 66 – großer Gesäßmuskel – sehr schwer

Kraftausdauer	20–40 Wiederholungen · 4–6 Sätze · 1 Minute Pause · 2–3 pro Woche
Muskelumfang	10–12 Wiederholungen · 3–5 Sätze · 2 Minuten Pause · 1–2 pro Woche
Maximalkraft	3–5 Wiederholungen · 2–4 Sätze · 3–4 Minuten Pause · 1 pro Woche

Ausgangsposition

Setzen Sie sich mit angewinkelten Beinen auf den Boden, und stützen Sie sich mit den Händen hinter dem Körper ab.
Ziehen Sie ein Bein zum Körper, und heben Sie das Becken etwas von der Unterlage an.

Endposition

Heben Sie nun beim Ausatmen das Becken so weit wie möglich nach oben an.
Gehen Sie anschließend langsam zurück in die Ausgangsstellung. Bleiben Sie während der gesamten Übungsdurchführung auf Ihren Fersen.
Wechseln Sie nach einem Satz auf die andere Seite.

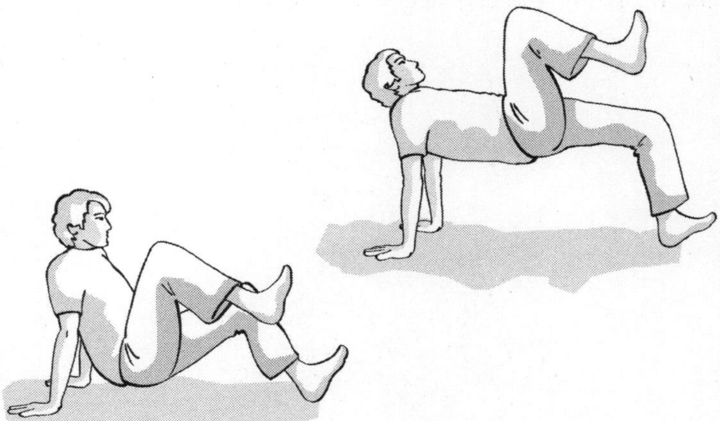

Die besten Übungen für wohlgeformte Beine

Wer möchte sie nicht haben: eine straffe und ausgewogene Beinmuskulatur?! Kein Problem, mit unseren Übungen können Sie bekämpfen, was da wabbelt und schlackert, und Sie lernen Übungen kennen, die Ihre Beine schön in Form bringen. Dazu müssen Sie vor allem die Muskeln an Ihrer Oberschenkelvorderseite und Oberschenkelrückseite trainieren. Mit den richtigen Übungen für Ihr Leistungsniveau wird Ihnen das nicht schwerfallen.

Die Oberschenkelvorderseite

Der Oberschenkelstrecker ist ein vierköpfiger Muskel und der kräftigste des gesamten Körpers. Er streckt das Knie und ist auch an der Beugung des Hüftgelenks beteiligt.

Athletische Muskeln

Damit ist er an allen Geh- und Laufbewegungen entscheidend beteiligt. Optisch sorgt der sogenannte »Quadrizeps« für eine athletische Beinmuskulatur. Der Aufbau von Muskelmasse in diesem Bereich ist daher eher bei Männern beliebt.

Voraussetzung für schöne Beine

Da Frauen nicht zum Aufbau von großer Muskelmasse neigen, sorgt bei ihnen ein gezieltes Training des Quadrizeps für die Straffung der oft weichen Oberschenkelmuskulatur. Die Oberschenkel werden durch das Training besser definiert – zusammen mit den anderen Beinübungen bilden diese Übungen also die Voraussetzung für wohlgeformte Beine. Wenn Sie die Oberschenkelvorderseite trainieren, dürfen Sie die Rückseite, den Beinbeuger, natürlich nicht vernachlässigen. Denken Sie daran, was Sie über Muskeln und ihre Gegenspieler wissen. Ein muskuläres Ungleichgewicht zwischen Oberschenkelvorder- und Oberschenkelrückseite kann die Ursache für Knieprobleme sein.

Mit Band, Ball und Stuhl

Für manche der vorgeschlagenen Übungen benötigen Sie ein Gymnastikband, einen Gymnastikball oder einen Stuhl.
Machen Sie erst die Testübung auf Seite 152. Näheres zur Testauswertung erfahren Sie auf Seite 67 f.

Testübung für die Oberschenkelvorderseite

Ausgangsposition

Stellen Sie Ihre Beine schulterbreit auseinander, und überkreuzen Sie die Arme vor dem Körper. Ihre Zehenspitzen zeigen nach vorn.

Gehen Sie etwas in die Hocke, indem Sie die Beine leicht beugen. Das Gewicht liegt auf den Fersen.

Endposition

Gehen Sie nun tief in die Hocke, bis Ihre Knie 90 Grad gebeugt sind. Ihre Knie dürfen nicht über Ihre Fußspitzen hinausragen. Der Rücken ist gerade.

Gehen Sie anschließend zurück in die Ausgangsstellung, ohne das Knie ganz durchzustrecken.

Zählen Sie die möglichen Wiederholungen.

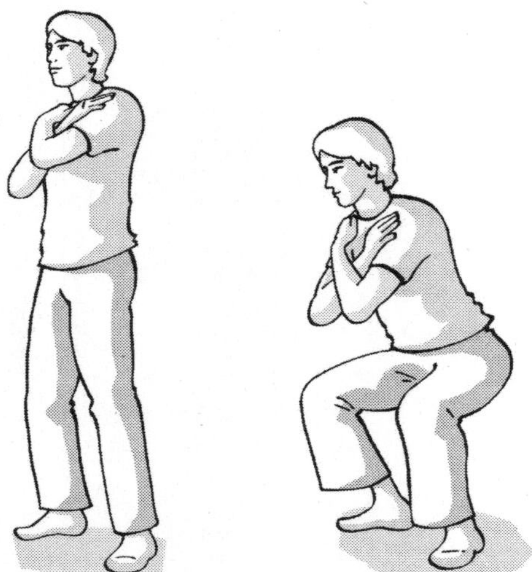

Übung 67 – Oberschenkelvorderseite – leicht

Kraftausdauer 20–40 Wiederholungen · 4–6 Sätze · 1 Minute Pause · 2–3 pro Woche
Muskelumfang 10–12 Wiederholungen · 3–5 Sätze · 2 Minuten Pause · 1–2 pro Woche
Maximalkraft 3–5 Wiederholungen · 2–4 Sätze · 3–4 Minuten Pause · 1 pro Woche

Ausgangsposition

Machen Sie einen Ausfallschritt nach vorn. Das vordere Bein ist leicht gebeugt.
Falten Sie die Hände hinter dem Rücken, und ziehen Sie sie nach unten. Das hintere Bein ist ganz durchgestreckt.

Endposition

Beugen Sie das vordere Bein langsam so tief wie möglich nach unten. Die Beugung kommt aus dem Oberschenkel, nicht aus dem Knie. Das Knie sollte nicht über die Fußspitzen hinauskommen. Halten Sie Ihren Rücken dabei gerade.

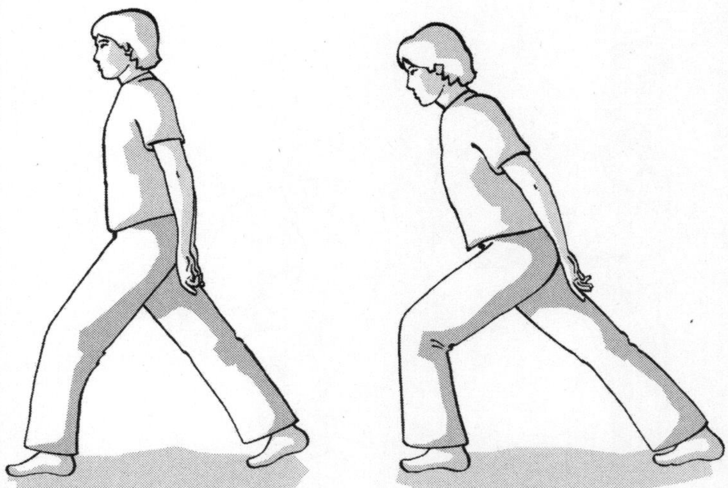

Übung 68 – Oberschenkelvorderseite – mittelschwer

Kraftausdauer 20–40 Wiederholungen • 4–6 Sätze • 1 Minute Pause • 2–3 pro Woche
Muskelumfang 10–12 Wiederholungen • 3–5 Sätze • 2 Minuten Pause • 1–2 pro Woche
Maximalkraft 3–5 Wiederholungen • 2–4 Sätze • 3–4 Minuten Pause • 1 pro Woche

Ausgangsposition

Stellen Sie sich eine Schrittlänge entfernt vor eine Wand, und drücken Sie mit dem unteren Rücken einen Gymnastikball dagegen.
Überkreuzen Sie die Arme vor dem Körper, und gehen Sie etwas in die Knie.

Endposition

Gehen Sie nun in die Hocke, als würden Sie sich auf einen Stuhl setzen. Achten Sie darauf, dass der Ball fest im Bereich der Lendenwirbelsäule bleibt und nicht nach oben oder unten wegrutscht. Beugen Sie die Knie maximal um 90 Grad.

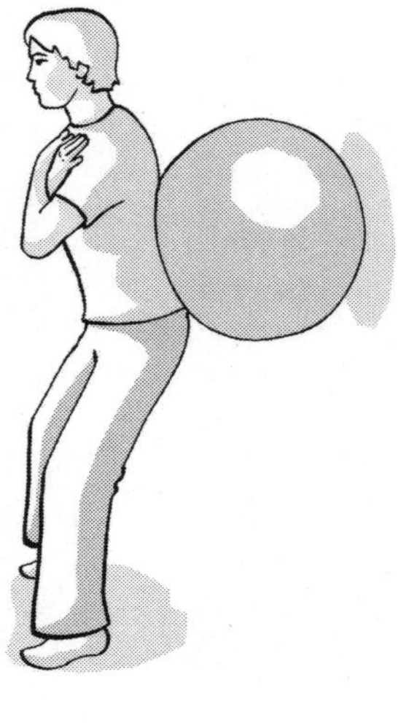

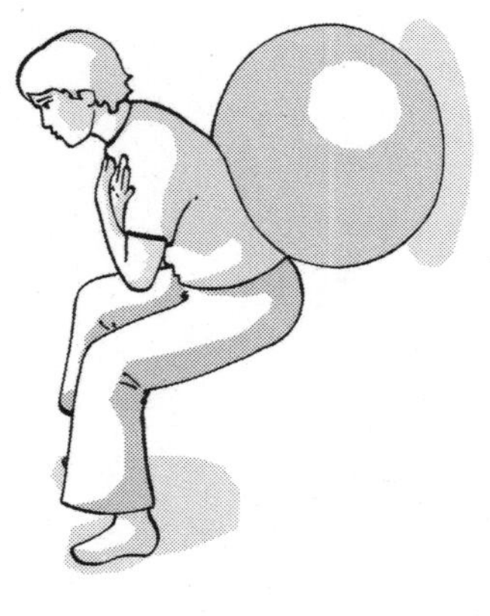

Übung 69 – Oberschenkelvorderseite – mittelschwer

Kraftausdauer 20–40 Wiederholungen · 4–6 Sätze · 1 Minute Pause · 2–3 pro Woche

Muskelumfang 10–12 Wiederholungen · 3–5 Sätze · 2 Minuten Pause · 1–2 pro Woche

Maximalkraft 3–5 Wiederholungen · 2–4 Sätze · 3–4 Minuten Pause · 1 pro Woche

Ausgangsposition

Stellen Sie Ihre Beine schulterbreit auseinander, und überkreuzen Sie die Arme etwa in Schulterhöhe vor dem Körper.
Gehen Sie etwas in die Hocke, indem Sie die Beine leicht beugen. Die Fußspitzen zeigen nach vorn.

Endposition

Gehen Sie nun tief in die Hocke, bis Ihre Knie etwa 90 Grad gebeugt sind. Ihr Gewicht liegt auf den Fersen, als ob Sie sich auf einen Stuhl setzen wollen. Ihre Knie dürfen dabei nicht über Ihre Zehenspitzen hinausragen.
Gehen Sie anschließend wieder zurück in die Ausgangsposition.

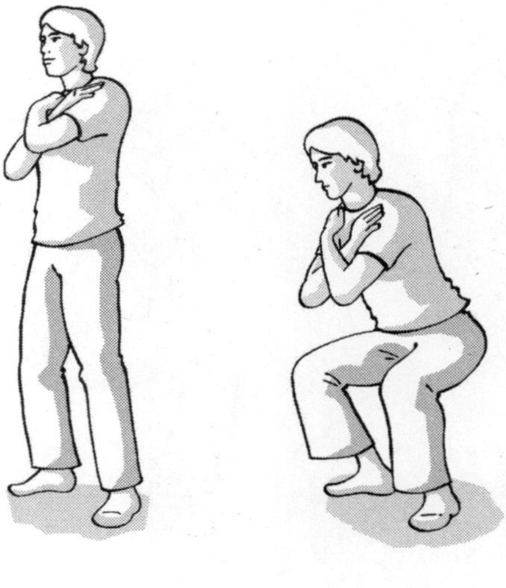

Übung 70 – Oberschenkelvorderseite – schwer

Kraftausdauer 20–40 Wiederholungen • 4–6 Sätze • 1 Minute Pause • 2–3 pro Woche

Muskelumfang 10–12 Wiederholungen • 3–5 Sätze • 2 Minuten Pause • 1–2 pro Woche

Maximalkraft 3–5 Wiederholungen • 2–4 Sätze • 3–4 Minuten Pause • 1 pro Woche

Ausgangsposition

Machen Sie mit dem linken Bein einen weiten Ausfallschritt nach vorn, und überkreuzen Sie die Arme vor dem Körper. Halten Sie Ihren Rücken gerade, und beugen Sie beide Beine etwas. Die hintere Ferse hebt vom Boden ab.

Endposition

Beugen Sie nun beide Beine, und gehen Sie in die Hocke, bis das rechte Knie knapp über dem Boden ist.
Halten Sie während der gesamten Übung Ihren Oberkörper aufrecht und den Rücken gerade.
Trainieren Sie abwechselnd beide Seiten.

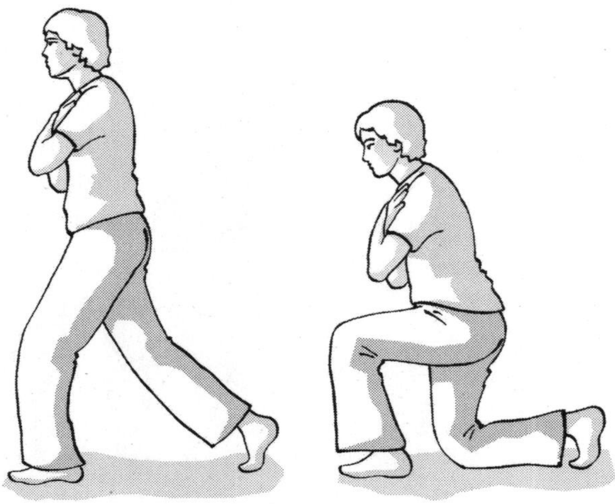

Übung 71 – Oberschenkelvorderseite – sehr schwer

Kraftausdauer	20–40 Wiederholungen · 4–6 Sätze · 1 Minute Pause · 2–3 pro Woche
Muskelumfang	10–12 Wiederholungen · 3–5 Sätze · 2 Minuten Pause · 1–2 pro Woche
Maximalkraft	3–5 Wiederholungen · 2–4 Sätze · 3–4 Minuten Pause · 1 pro Woche

Ausgangsposition

Machen Sie einen weiten Ausfallschritt nach vorn, und legen Sie den hinteren Fuß auf einen Stuhl.
Überkreuzen Sie die Arme vor dem Körper, und halten Sie das vordere Bein etwas gebeugt.
Achten Sie auf einen geraden Rücken.

Endposition

Beugen Sie nun das vordere Bein langsam um 90 Grad. Strecken Sie sich anschließend wieder nach oben, ohne das Bein ganz durchzudrücken.
Halten Sie das Bein während der Übung immer gebeugt. Nur so erzielen Sie den maximalen Trainingseffekt.

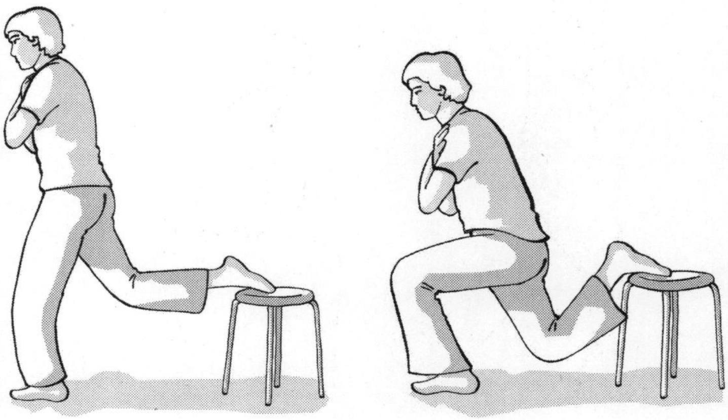

Übung 72 – Oberschenkelvorderseite – sehr schwer

Kraftausdauer	20–40 Wiederholungen · 4–6 Sätze · 1 Minute Pause · 2–3 pro Woche
Muskelumfang	10–12 Wiederholungen · 3–5 Sätze · 2 Minuten Pause · 1–2 pro Woche
Maximalkraft	3–5 Wiederholungen · 2–4 Sätze · 3–4 Minuten Pause · 1 pro Woche

Ausgangsposition

Stellen Sie Ihre Füße schulterbreit auf die Enden eines Gymnastikbands, und überkreuzen Sie die Arme vor dem Körper. Gehen Sie in die Hocke (Gewicht auf die Fersen!), und spannen Sie das Band über Ihre Schultern. Die Beine sind gebeugt, das Band vorgespannt.

Endposition

Halten Sie Ihren Rücken gerade, und strecken Sie langsam Ihre Beine. In der Endposition bleiben die Beine immer noch deutlich gebeugt.
Gehen Sie langsam zurück in die Ausgangsposition. Halten Sie während der gesamten Übung Ihren Rumpf angespannt und den Rücken gerade.

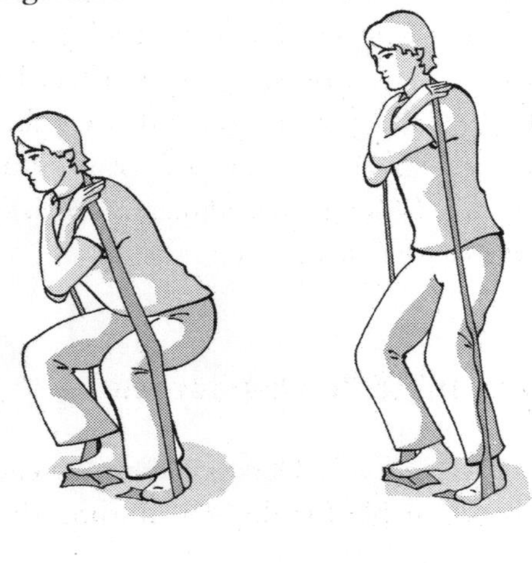

Die Oberschenkelrückseite

Der hintere Oberschenkelmuskel beugt das Kniegelenk und stabilisiert es. Er wird auch Beinbeuger genannt. Dieser Muskel ist der Gegenspieler zum Beinstrecker oder Quadrizeps aus dem vorigen Abschnitt. Er sollte deswegen immer mit ihm zusammen trainiert werden. Für ein reibungsloses Funktionieren des Kniegelenks ist ein ausgewogenes Kräfteverhältnis dieser beiden Muskelgruppen sehr wichtig. Durch das Training von Beinbeuger und Beinstrecker können Sie sogar manche Knieprobleme beheben.

Nicht allein der Optik wegen

Aus optischer Sicht wird die hintere Oberschenkelmuskulatur oft wenig beachtet. Funktionelle und sportliche Aspekte stehen meist im Vordergrund. Dennoch zeigt ein gezieltes Krafttraining auch für eine schöne Optik seine Wirkung: Die folgenden Übungen dienen zur Straffung der Muskulatur. Sie formen dadurch die Kontur des Beines. Frauen mit kräftigen Beinen können sich zunächst an die Übungen zur Kraftausdauer halten. Damit wird das Gewebe gestrafft, ohne den Umfang zu erhöhen. Um den Umfang zu vermindern, ist abnehmen wahrscheinlich die einzige Lösung. Dabei können Ihnen die Tipps ab Seite 39 zum Ausdauertraining helfen.

Hilfsmittel bereitlegen

Auch für das Training der Oberschenkelrückseite oder des Beinbeugers benötigen Sie für die Ausführung der Übungen manchmal Hilfsmittel wie ein Gymnastikband, einen Ball oder einen Stuhl.

Kein Training ohne Test

Auch bei diesem Muskel kommt vor dem Training der Test der momentanen Leistungsstärke. Machen Sie die Testübung rechts, und beachten Sie die Hinweise zur Testauswertung auf Seite 67 f.
Stellen Sie sich Ihr neues Übungsprogramm nach Ihren Testergebnissen zusammen.

Testübung für die Oberschenkelrückseite

Ausgangsposition

Legen Sie sich mit dem Rücken auf den Boden, und legen Sie Ihre Beine im rechten Winkel auf einen Stuhl. Die Arme liegen neben dem Körper.
Ziehen Sie die Fußspitzen an, und heben Sie das Becken minimal von der Unterlage ab.
Ziehen Sie nun ein Bein zum Körper.

Endposition

Heben Sie nun das Becken weiter nach oben an, indem Sie die Ferse des stützenden Beines gegen die Sitzfläche drücken.
Verdrehen Sie dabei nicht das Becken.
Zählen Sie Ihre möglichen Wiederholungen. Testen Sie beide Seiten. Die schwächere Seite gibt den Ausschlag.

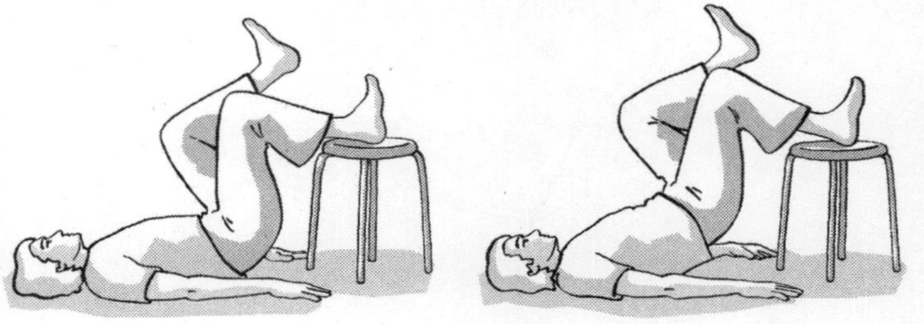

Übung 73 – Oberschenkelrückseite – leicht

Kraftausdauer 20–40 Wiederholungen • 4–6 Sätze • 1 Minute Pause • 2–3 • pro Woche

Muskelumfang 10–12 Wiederholungen • 3–5 Sätze • 2 Minuten Pause • 1–2 pro Woche

Maximalkraft 3–5 Wiederholungen • 2–4 Sätze • 3–4 Minuten Pause • 1 pro Woche

Ausgangsposition

Befestigen Sie ein Gymnastikband in etwa 30 bis 40 Zentimeter Höhe, etwa an einem Heizkörper oder Tischbein. Schlingen Sie sich das Band um den Knöchel. Legen Sie sich mit dem Bauch auf den Boden, die Füße zeigen in Richtung des Befestigungspunkts des Bandes.
Bringen Sie das Band auf Spannung, indem Sie das Bein etwas anbeugen.

Endposition

Ziehen Sie nun das Band zu sich heran, indem Sie die Ferse des angebeugten Beines in Richtung Gesäß führen. Führen Sie das Bein unter Spannung auf und ab.
Wechseln Sie nach jedem Satz zum anderen Bein. Zum Abstützen können Sie sich ein kleines Kissen unter den Bauch legen.

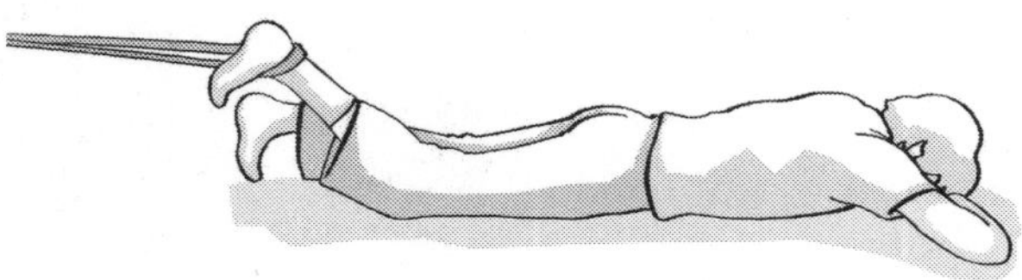

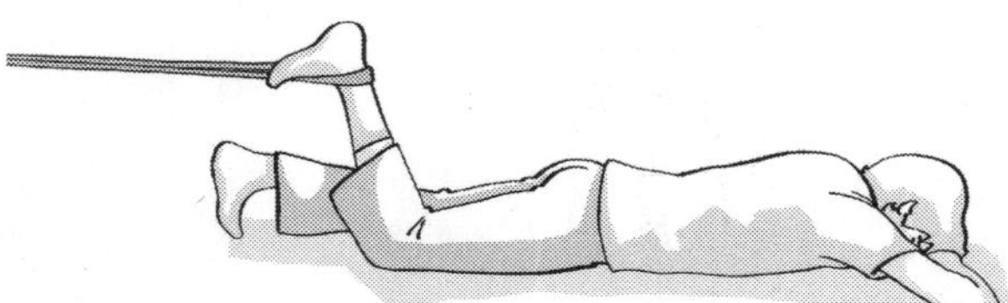

Übung 74 – Oberschenkelrückseite – leicht

Kraftausdauer 20–40 Wiederholungen · 4–6 Sätze · 1 Minute Pause · 2–3 pro Woche
Muskelumfang 10–12 Wiederholungen · 3–5 Sätze · 2 Minuten Pause · 1–2 pro Woche
Maximalkraft 3–5 Wiederholungen · 2–4 Sätze · 3–4 Minuten Pause · 1 pro Woche

Ausgangsposition

Legen Sie sich mit dem Rücken auf den Boden, und stellen Sie Ihre Beine in einem 90-Grad-Winkel auf einen Stuhl. Die Arme liegen neben dem Körper.
Ziehen Sie die Fußspitzen zum Körper, und heben Sie das Becken minimal von der Unterlage ab. Der Rücken bleibt gerade.

Endposition

Heben Sie das Becken etwas weiter nach oben an, indem Sie die Fersen gegen die Sitzfläche drücken.
Gehen Sie anschließend zurück in die Ausgangsposition.

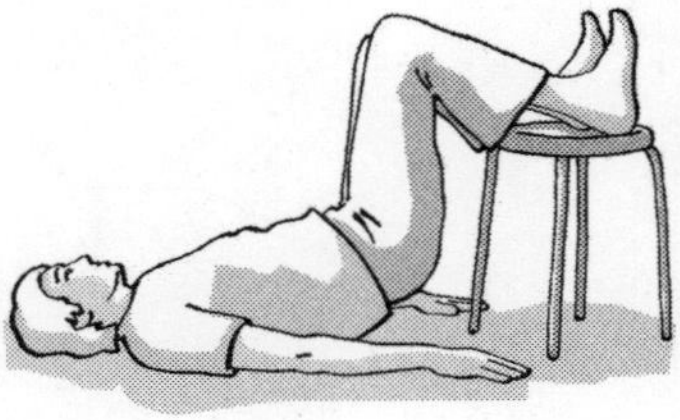

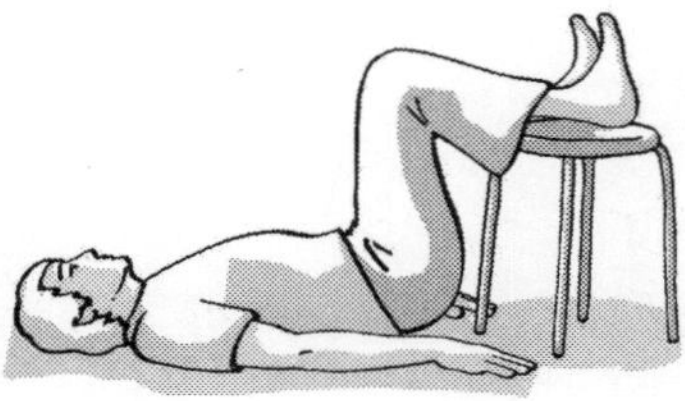

Übung 75 – Oberschenkelrückseite – mittelschwer

Kraftausdauer 20–40 Wiederholungen • 4–6 Sätze • 1 Minute Pause • 2–3 pro Woche

Muskelumfang 10–12 Wiederholungen • 3–5 Sätze • 2 Minuten Pause • 1–2 pro Woche

Maximalkraft 3–5 Wiederholungen • 2–4 Sätze • 3–4 Minuten Pause • 1 pro Woche

Ausgangsposition

Legen Sie in Rücklage beide Beine auf einen Gymnastikball. Die Arme liegen neben dem Körper.
Ziehen Sie die Fußspitzen an, und heben Sie das Becken vom Boden ab. Beugen Sie die Beine.

Endposition

Rollen Sie den Ball mit den Beinen in Richtung Gesäß, bis nur noch die Fersen beider Füße auf dem Gymnastikball aufliegen. Gehen Sie anschließend unter Spannung zurück in die Ausgangsposition.

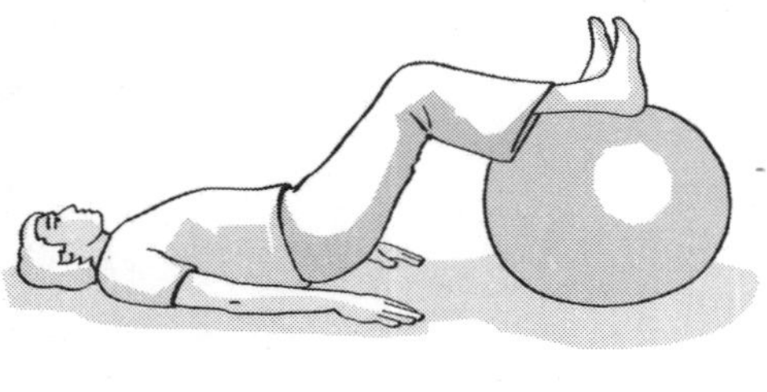

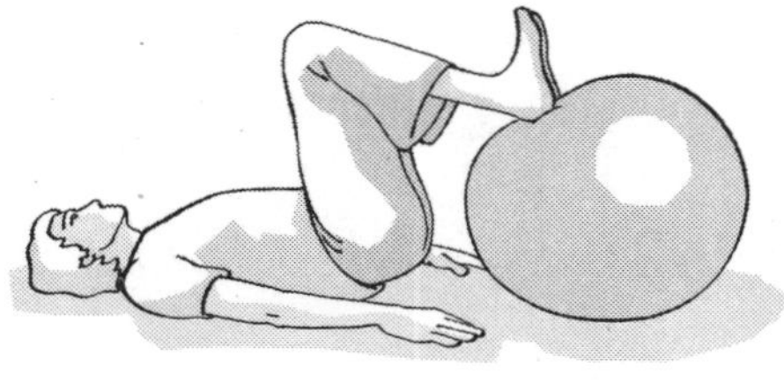

Übung 76 – Oberschenkelrückseite – schwer

Kraftausdauer 20–40 Wiederholungen · 4–6 Sätze · 1 Minute Pause · 2–3 pro Woche

Muskelumfang 10–12 Wiederholungen · 3–5 Sätze · 2 Minuten Pause · 1–2 pro Woche

Maximalkraft 3–5 Wiederholungen · 2–4 Sätze · 3–4 Minuten Pause · 1 pro Woche

Ausgangsposition

Legen Sie sich mit dem Rücken auf den Boden, und legen Sie Ihre Beine im rechten Winkel auf einen Stuhl. Die Arme liegen während der Übung neben dem Körper.
Ziehen Sie die Fußspitzen an, und heben Sie das Becken minimal von der Unterlage ab.
Ziehen Sie nun ein Bein zum Körper.

Endposition

Heben Sie das Becken weiter nach oben an, indem Sie die Ferse des stützenden Beines gegen die Sitzfläche drücken. Verdrehen Sie dabei nicht das Becken.
Trainieren Sie beide Seiten.

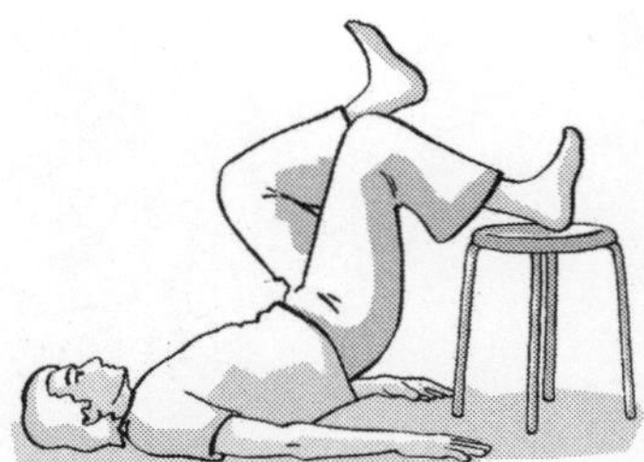

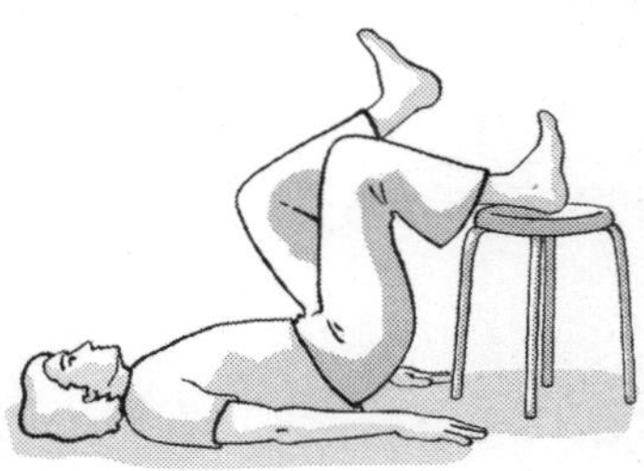

Übung 77 – Oberschenkelrückseite – sehr schwer

Kraftausdauer 20–40 Wiederholungen · 4–6 Sätze · 1 Minute Pause · 2–3 pro Woche
Muskelumfang 10–12 Wiederholungen · 3–5 Sätze · 2 Minuten Pause · 1–2 pro Woche
Maximalkraft 3–5 Wiederholungen · 2–4 Sätze · 3–4 Minuten Pause · 1 pro Woche

Ausgangsposition

Legen Sie in Rücklage beide Beine auf einen Gymnastikball.
Heben Sie das Becken vom Boden ab.
Ziehen Sie den rechten Oberschenkel Richtung Oberkörper, und winkeln Sie das linke Bein etwas an.

Endposition

Rollen Sie mit dem linken Bein den Ball in Richtung Gesäß, bis nur noch die Fersen aufliegen.
Gehen Sie anschließend zurück in die Ausgangsposition.
Wechseln Sie nach einem Satz das trainierende Bein.

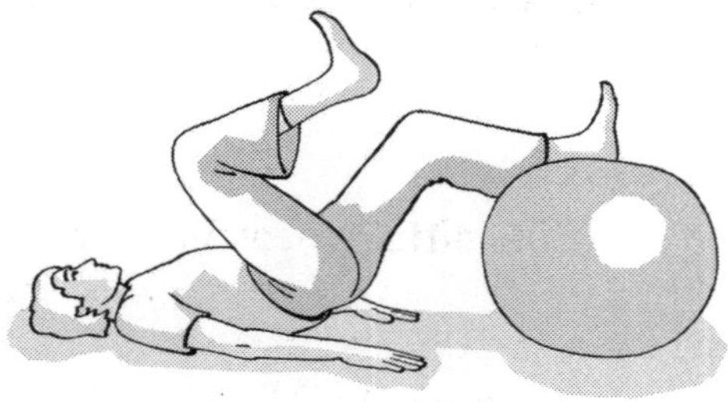

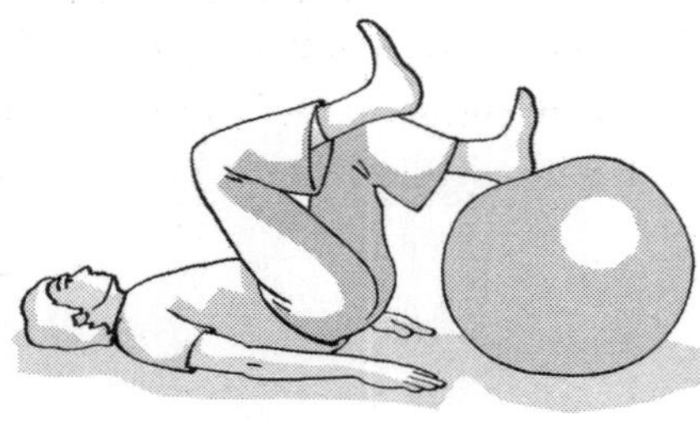

Die Oberschenkelinnenseite

Die innere Oberschenkelmuskulatur (die sogenannten »Adduktoren«) strafft und formt die Innenseite der Oberschenkel. Sie ist der Gegenspieler der seitlichen Hüftmuskulatur. Ihre Hauptaufgabe ist das Heranziehen des Beines aus abgespreizter Position.

Gut gepolstert

Bei vielen Menschen ist diese Körperpartie leider eher durch Fettpolster als durch Muskulatur geprägt. Auch bei Ihnen? Deshalb muss das Motto lauten: Fett abbauen und Muskulatur aufbauen!
Im Folgenden finden Sie die wirkungsvollsten Übungsvarianten, um Ihre Muskulatur in Form zu bringen. Machen Sie zuerst den Test auf Seite 168. Die Auswertung Ihrer Ergebnisse finden Sie auf Seite 67 f.

Hilfsmittel einsetzen

Wenn Sie sich dann Ihr Übungsprogramm zusammenstellen, beachten Sie bitte, dass für die Durchführung mancher Übungen Hilfsmittel wie Gymnastikball, Gymnastikband, ein Stuhl oder eine Kurzhantel benötigt werden. Lesen Sie sich die Übungen also vor dem Beginn des Trainings einmal genau durch.

Testübung für die innere Oberschenkelmuskulatur

Ausgangsposition

Legen Sie sich seitlich auf den Boden. Winkeln Sie das obere Bein nach vorn an, und stützen Sie sich mit einer Hand leicht vor dem Körper ab.

Heben Sie das gestreckte Bein minimal vom Boden ab. Atmen Sie beim Abheben des Beins langsam ein.

Endposition

Heben Sie beim Ausatmen das untere Bein maximal nach oben an.

Senken Sie es anschließend wieder zurück in die Ausgangsposition.

Zählen Sie Ihre Wiederholungen. Testen Sie dann das andere Bein. Eine Wiederholung sollte etwa zwei Sekunden dauern.

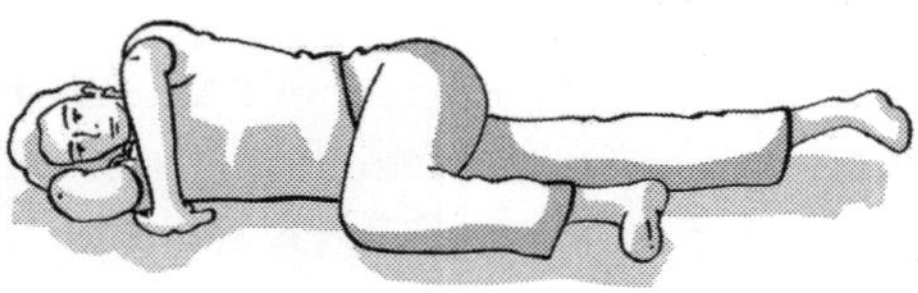

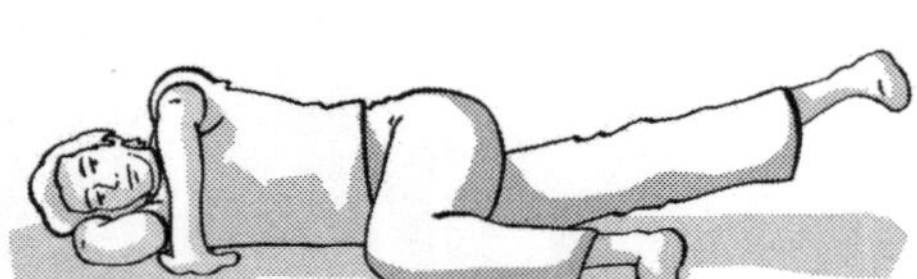

Übung 78 – Oberschenkelinnenseite – leicht

Kraftausdauer 1 Min. Belastungszeit • 4–6 Sätze • 1 Minute Pause • 2–3 pro Woche
Muskelumfang 25 Sek. Belastungszeit • 3–5 Sätze • 2 Minuten Pause • 1–2 pro Woche
Maximalkraft 10 Sek. Belastungszeit • 2–4 Sätze • 3–4 Minuten Pause • 1 pro Woche

Ausgangsposition

Setzen Sie sich aufrecht auf einen Stuhl, und stützen Sie sich mit den Händen an der Sitzfläche ab.
Winkeln Sie Ihre Beine an, und fixieren Sie mit den Knien ein dickes Kissen oder einen kleinen Ball.
Drücken Sie gleichmäßig Ihre Beine gegen den Widerstand des Kissens/Balls zusammen, und halten Sie die Spannung.

Variante

Sie können diese Übung auch im Liegen durchführen: Legen Sie sich auf den Rücken, und winkeln Sie die Beine an. Nehmen Sie Ball oder Kissen zwischen die Knie.
Drücken Sie nun mit gleichmäßigem Druck Ihre Beine gegen den Widerstand des Balls/Kissens zusammen.

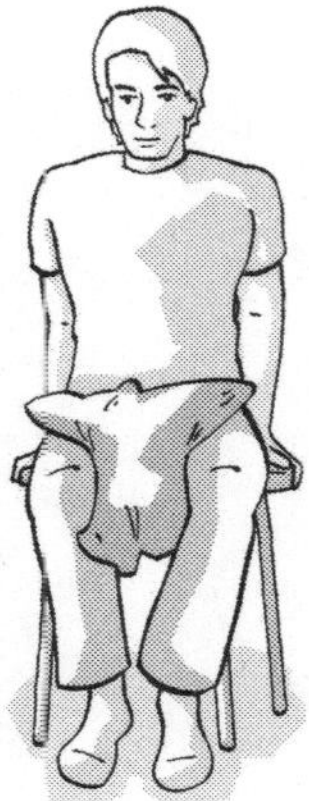

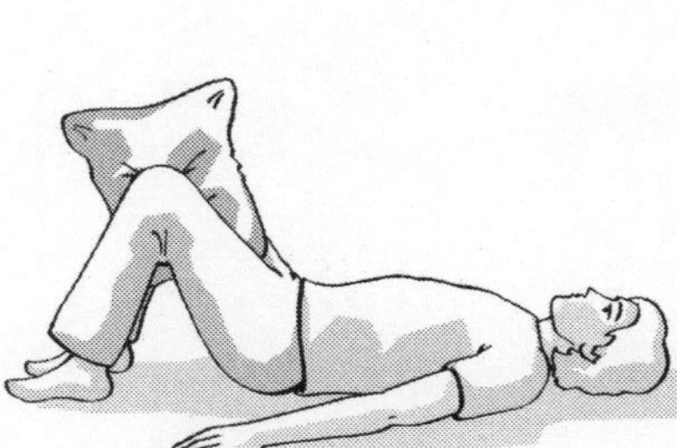

Übung 79 – Oberschenkelinnenseite – leicht

Kraftausdauer	20–40 Wiederholungen • 4–6 Sätze • 1 Minute Pause • 2–3 pro Woche
Muskelumfang	10–12 Wiederholungen • 3–5 Sätze • 2 Minuten Pause • 1–2 pro Woche
Maximalkraft	3–5 Wiederholungen • 2–4 Sätze • 3–4 Minuten Pause • 1 pro Woche

Ausgangsposition

Befestigen Sie ein Gymnastikband in Bodenhöhe an einem geeigneten Gegenstand, zum Beispiel an einem Heizkörper oder Sofabein.

Setzen Sie sich auf den Boden. Stützen Sie sich mit den Händen ab, und winkeln Sie ein Bein an. Um das andere Bein wickeln Sie das Gymnastikband.

Strecken Sie das Bein aus, und beginnen Sie in leichter Grätschstellung.

Endposition

Führen Sie nun das gestreckte Bein gegen den Widerstand des Bandes nach innen und langsam wieder zurück.

Wechseln Sie nach einem Durchgang auf die andere Seite.

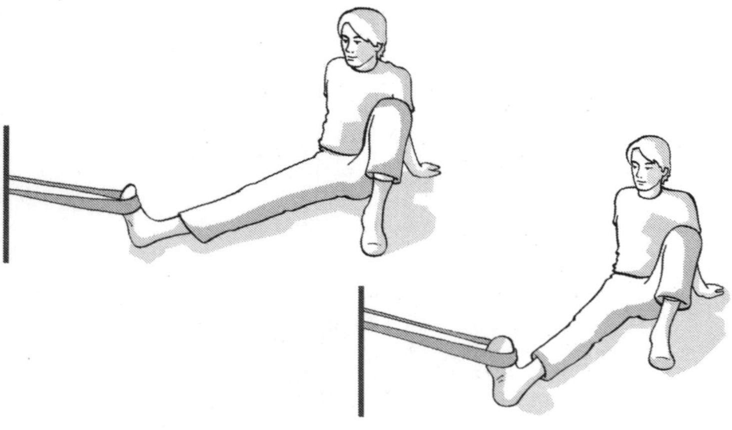

Übung 80 – Oberschenkelinnenseite – mittelschwer

Kraftausdauer 20–40 Wiederholungen · 4–6 Sätze · 1 Minute Pause · 2–3 pro Woche
Muskelumfang 10–12 Wiederholungen · 3–5 Sätze · 2 Minuten Pause · 1–2 pro Woche
Maximalkraft 3–5 Wiederholungen · 2–4 Sätze · 3–4 Minuten Pause · 1 pro Woche

Ausgangsposition
Legen Sie sich seitlich auf den Boden. Winkeln Sie das obere Bein nach vorn an, und legen Sie es ab. Das untere Bein bleibt gestreckt.
Stützen Sie sich mit einer Hand vor dem Körper ab. Heben Sie das untere gestreckte Bein minimal vom Boden ab.

Endposition
Heben Sie beim Ausatmen das untere Bein maximal nach oben an. Achten Sie auf einen stabilen Rumpf, und vermeiden Sie ruckartige Bewegungen.
Wechseln Sie nach jedem Durchgang das aktive Bein.

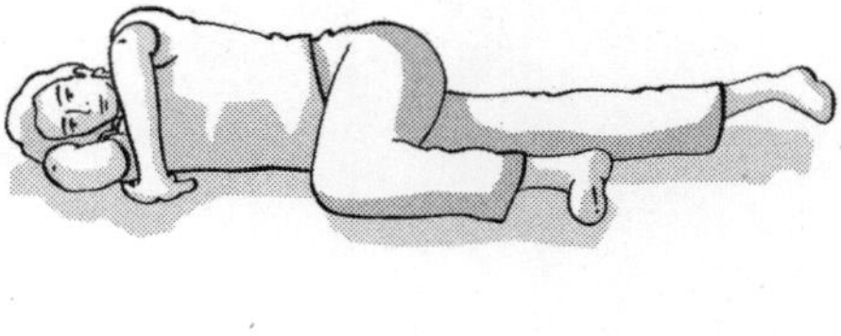

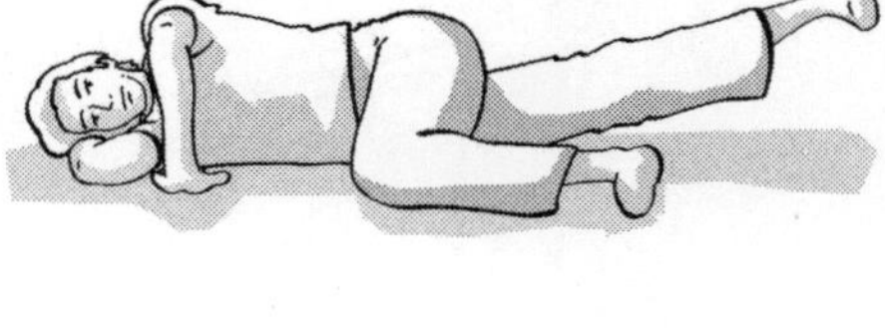

Übung 81 – Oberschenkelinnenseite – mittelschwer

Kraftausdauer 20-40 Wiederholungen • 4-6 Sätze • 1 Minute Pause • 2-3 pro Woche
Muskelumfang 10-12 Wiederholungen • 3-5 Sätze • 2 Minuten Pause • 1-2 pro Woche
Maximalkraft 3-5 Wiederholungen • 2-4 Sätze • 3-4 Minuten Pause • 1 pro Woche

Ausgangsposition

Legen Sie sich seitlich mit der Körpermitte auf einen Gymnastikball. Winkeln Sie das obere Bein an, und stützen Sie sich damit am Boden ab.
Heben Sie das untere Bein gestreckt vom Boden.

Endposition

Heben Sie nun das untere Bein maximal nach oben an.
Neben der Kraft benötigen Sie bei dieser Übung auch Koordination und Gleichgewicht, um die Position zu stabilisieren.

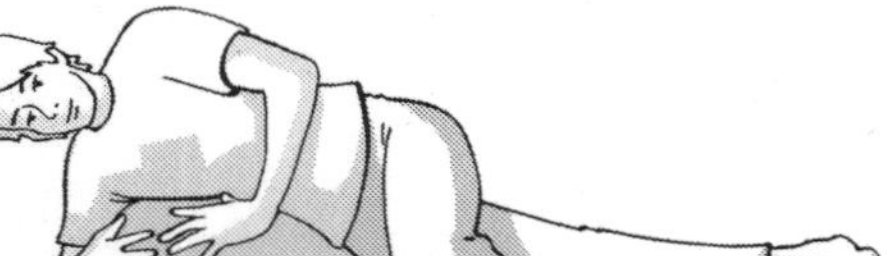

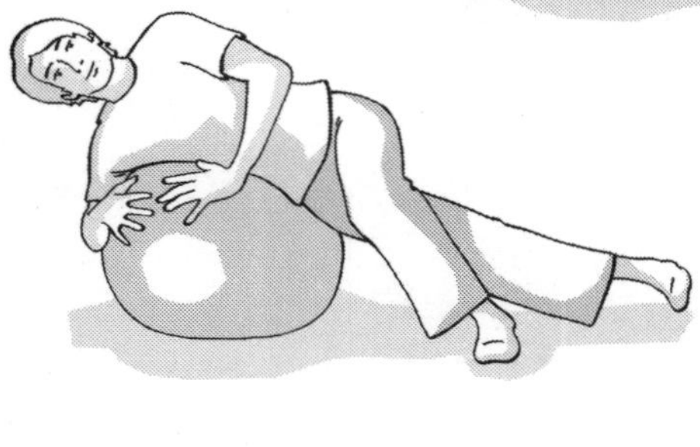

Übung 82 – Oberschenkelinnenseite – schwer

Kraftausdauer 20–40 Wiederholungen · 4–6 Sätze · 1 Minute Pause · 2–3 pro Woche
Muskelumfang 10–12 Wiederholungen · 3–5 Sätze · 2 Minuten Pause · 1–2 pro Woche
Maximalkraft 3–5 Wiederholungen · 2–4 Sätze · 3–4 Minuten Pause · 1 pro Woche

Ausgangsposition

Legen Sie sich seitlich auf den Boden, und stützen Sie sich mit der oberen Hand vor dem Körper ab.
Heben Sie beide Beine gestreckt vom Boden ab, ohne den Körper zu verdrehen. Vor allem die Hüfte bleibt ganz gerade und steht senkrecht zum Boden.

Endposition

Halten Sie die Position des Rumpfes stabil, und bewegen Sie das untere Bein Richtung Boden, ohne es abzusetzen. Das Bewegungsausmaß ist relativ klein. Führen Sie die Übung bewusst langsam aus.
Zusätzlich kräftigen Sie Ihre Gesäß- und Bauchmuskulatur.

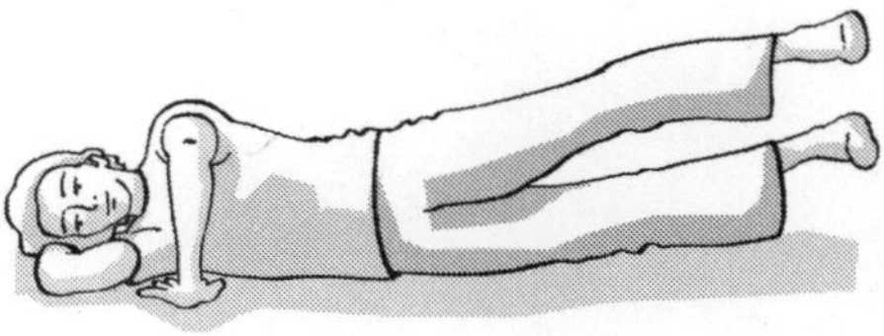

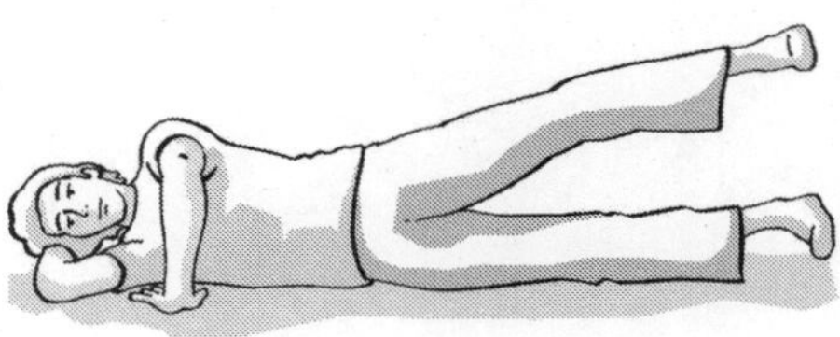

Übung 83 – Oberschenkelinnenseite – sehr schwer

Kraftausdauer 20–40 Wiederholungen · 4–6 Sätze · 1 Minute Pause · 2–3 pro Woche
Muskelumfang 10–12 Wiederholungen · 3–5 Sätze · 2 Minuten Pause · 1–2 pro Woche
Maximalkraft 3–5 Wiederholungen · 2–4 Sätze · 3–4 Minuten Pause · 1 pro Woche

Ausgangsposition

Legen Sie sich seitlich auf den Boden, und stützen Sie sich mit dem oberen Arm vor dem Körper ab.
Fixieren Sie einen Gymnastikball zwischen Ihren Unterschenkeln, und heben Sie ihn vom Boden ab.

Endposition

Halten Sie die Position des Rumpfes und der Beine stabil. Versuchen Sie nun, im Sekundenrhythmus den Ball fest zusammenzudrücken, ohne den Ball abzusetzen.
Legen Sie sich nach jedem Satz auf die andere Seite.
Diese komplexe Übung trainiert zusätzlich intensiv Ihre schräge Bauchmuskulatur.

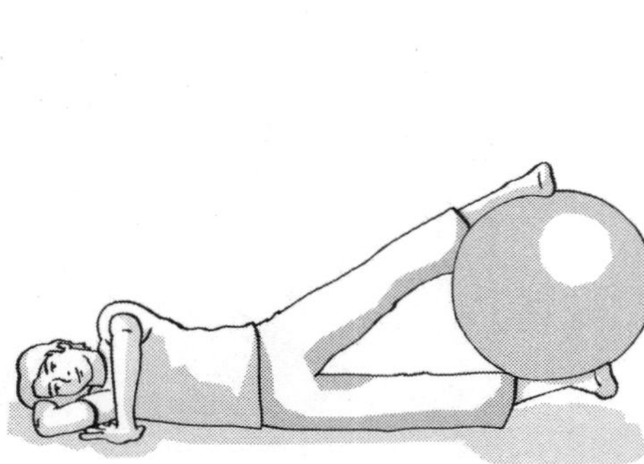

Die besten Übungen für eine schöne Brust

Der Brustmuskel ist ein großer Muskel, der fast den gesamten oberen Teil unseres Brustkorbs bedeckt – kein Wunder, dass seine Form und Kraft darüber entscheidet, wie sich unsere obere Körperhälfte optisch präsentiert. Wenn Sie mit dem Test festgestellt haben, in welchem Bereich Sie trainieren sollten, gibt es für Sie eine große Auswahl an unterschiedlichen Übungen, die weit über den allseits bekannten Liegestütz hinausgehen.

Die Brustmuskulatur

Der sogenannte »Butterfly« und das Bankdrücken zählen bei Frauen und Männern zu den beliebtesten Kräftigungsübungen. Beide Übungen stärken und formen die Brustmuskulatur. Die Form des Muskels dominiert beim Mann die Kontur und Oberfläche der Brust. Bei der Frau stützt er das weiche Brustgewebe.

Ein großer, starker Muskel

Der große Brustmuskel bedeckt nahezu den gesamten oberen Teil des Brustkorbs, über den er sich fächerförmig ausbreitet. Seine Hauptfunktion liegt in der Bewegung des Armes nach vorn und nach innen. Aufgrund seiner Anatomie ist er in der Lage, große Lasten zu bewegen.

Rückentraining nicht vergessen

Wegen der Muskelbalance sollte ein intensives Training des Brustmuskels durch ein Programm der oberen Rückenmuskulatur ergänzt werden. Übungsbeispiele zur Rückenkräftigung finden Sie ab Seite 201.
Treffen Sie Ihre Auswahl für Ihr Trainingsprogramm unter den Übungen dieses Kapitels danach, wie viele Wiederholungen Sie mit der Testübung rechts schaffen. Die Daten zur Testauswertung finden Sie auf Seite 67 f.

Testübung für die Brustmuskulatur

Ausgangsposition

Gehen Sie zunächst in den Kniestand. Neigen Sie sich nach vorn, und stützen Sie sich auf Ihre Hände und Knie.

Setzen Sie Ihre Hände unterhalb der Schultern auf, und heben Sie Ihre Füße überkreuzt vom Boden ab. Halten Sie die Ellbogen leicht gebeugt und den Kopf in Verlängerung der Wirbelsäule.

Endposition

Senken Sie beim Einatmen den Oberkörper langsam in Richtung Boden, ohne ganz abzusetzen. Der Ober- und Unterarm bilden dabei einen rechten Winkel.

Mit der Ausatmung drücken Sie den ganzen Körper nach oben. Kippen Sie nicht ins Hohlkreuz.

Zählen Sie Ihre maximal mögliche Anzahl von Wiederholungen.

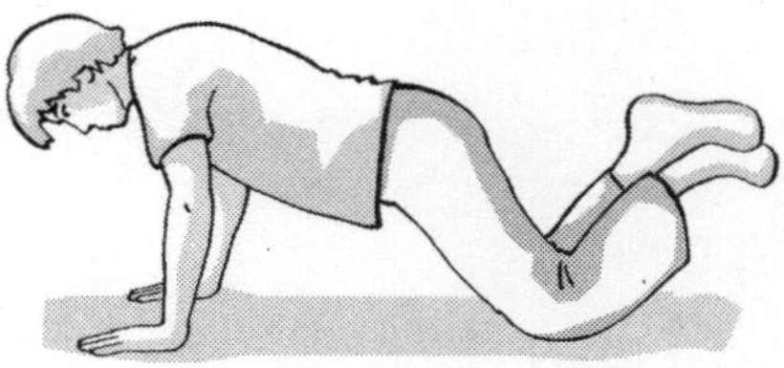

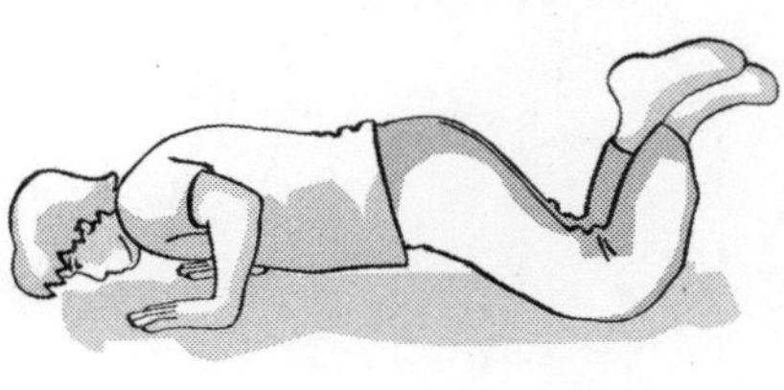

Übung 84 – Brustmuskulatur – leicht

Kraftausdauer	20–40 Wiederholungen · 4–6 Sätze · 1 Minute Pause · 2–3 pro Woche
Muskelumfang	10–12 Wiederholungen · 3–5 Sätze · 2 Minuten Pause · 1–2 pro Woche
Maximalkraft	3–5 Wiederholungen · 2–4 Sätze · 3–4 Minuten Pause · 1 pro Woche

Ausgangsposition

Setzen Sie sich aufrecht auf einen Stuhl. Halten Sie Ihre Hände in Brusthöhe vor dem Körper, und drücken Sie Ihre Handflächen fest und gleichmäßig gegeneinander. Die Ellbogen zeigen dabei nach außen.
Halten Sie Ihren Rücken gerade, und ziehen Sie Ihre Schulterblätter nach unten.

Endposition

Halten Sie den Druck der Handflächen aufrecht, und bewegen Sie nun die Arme vor dem Körper nach oben und unten.
Atmen Sie gleichmäßig weiter, und halten Sie nicht die Luft an.

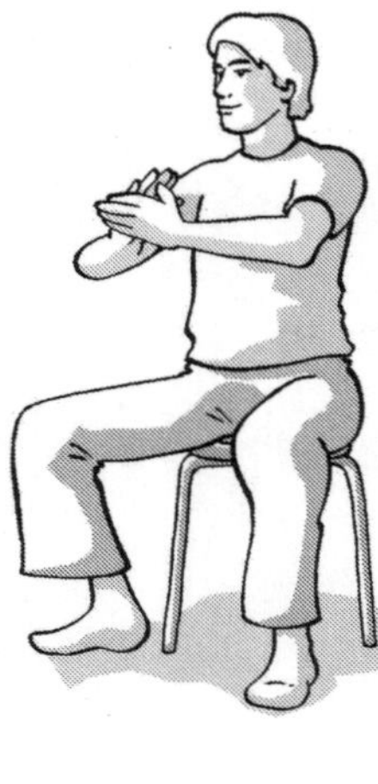

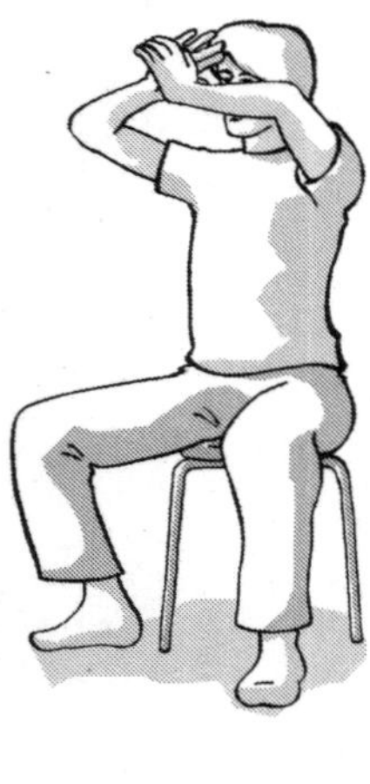

Übung 85 – Brustmuskulatur – leicht

Kraftausdauer 20–40 Wiederholungen · 4–6 Sätze · 1 Minute Pause · 2–3 pro Woche
Muskelumfang 10–12 Wiederholungen · 3–5 Sätze · 2 Minuten Pause · 1–2 pro Woche
Maximalkraft 3–5 Wiederholungen · 2–4 Sätze · 3–4 Minuten Pause · 1 pro Woche

Ausgangsposition

Setzen Sie sich aufrecht auf einen Stuhl, und legen Sie einen Gymnastikball auf Ihre Oberschenkel. Halten Sie Ihren Rücken gerade, und ziehen Sie Ihre Schulterblätter nach unten.
Legen Sie Ihre Unterarme links und rechts in der Mitte an den Ball, und drücken Sie Ihre Arme etwas zusammen.

Endposition

Erhöhen Sie beim Ausatmen gleichmäßig den Druck auf den Ball.
Halten Sie die hohe Spannung etwa zwei Sekunden aufrecht, und gehen Sie dann zurück in die Ausgangsposition, ohne den Druck ganz abzubauen.
Wiederholen Sie diesen Ablauf entsprechend des empfohlenen Trainingsumfangs.

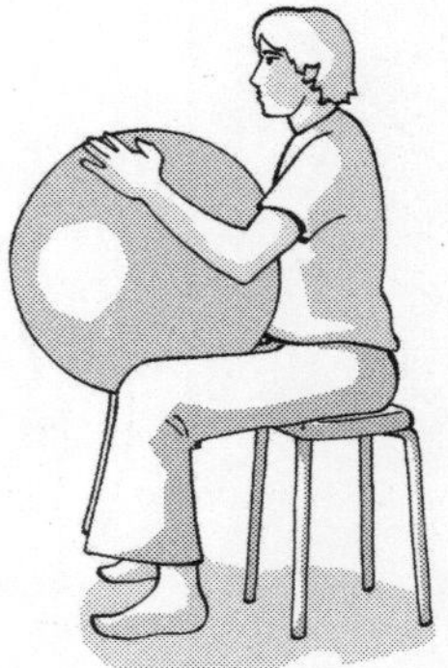

Übung 86 – Brustmuskulatur – mittelschwer

Kraftausdauer 20–40 Wiederholungen · 4–6 Sätze · 1 Minute Pause · 2–3 pro Woche
Muskelumfang 10–12 Wiederholungen · 3–5 Sätze · 2 Minuten Pause · 1–2 pro Woche
Maximalkraft 3–5 Wiederholungen · 2–4 Sätze · 3–4 Minuten Pause · 1 pro Woche

Ausgangsposition

Befestigen Sie ein Gymnastikband etwa auf Schulterhöhe (z. B. an einer Tür, einem Fenstergriff oder einem schweren Regal), und gehen Sie schräg zum Band in den Kniestand.
Greifen Sie mit gestrecktem Arm beide Enden des Bandes mit einer Hand. Der Oberarm bleibt in Schulterhöhe. Die andere Hand ruht auf dem Knie.

Endposition

Ziehen Sie nun das Band mit gestrecktem Arm aus Augenhöhe in Richtung Knie.
Halten Sie Ihren Rücken aufrecht, indem Sie die Schulterblätter aktiv nach unten ziehen.
Wechseln Sie nach einem Satz den Arm.

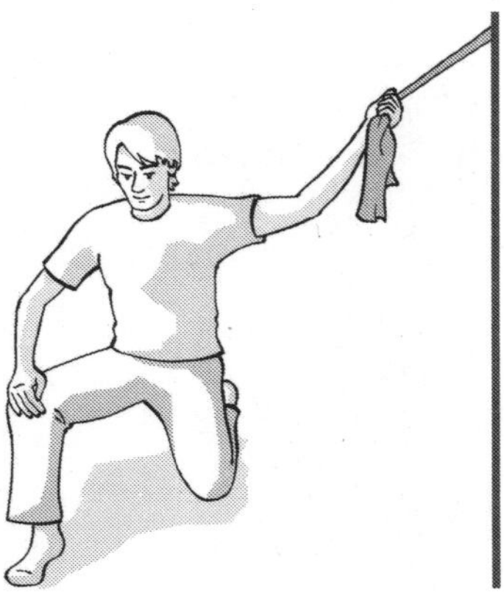

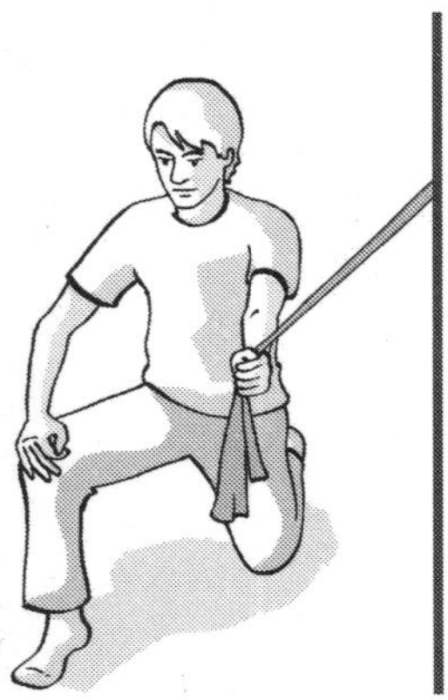

Übung 87 – Brustmuskulatur – mittelschwer

Kraftausdauer	20–40 Wiederholungen · 4–6 Sätze · 1 Minute Pause · 2–3 pro Woche
Muskelumfang	10–12 Wiederholungen · 3–5 Sätze · 2 Minuten Pause · 1–2 pro Woche
Maximalkraft	3–5 Wiederholungen · 2–4 Sätze · 3–4 Minuten Pause · 1 pro Woche

Ausgangsposition

Beginnen Sie diese Übung im Halbliegestütz. Setzen Sie dazu Ihre Hände unterhalb der Schultern auf. Stützen Sie sich auf Ihre Hände und Knie.

Heben Sie Ihre Füße vom Boden ab, und überkreuzen Sie Ihre Unterschenkel. Halten Sie die Ellbogen leicht gebeugt und den Kopf in Verlängerung der Wirbelsäule.

Endposition

Senken Sie beim Einatmen den Oberkörper langsam in Richtung Boden, ohne ganz abzusetzen. Ziehen Sie die Bauchdecke etwas ein, und kippen Sie nicht ins Hohlkreuz.

Gehen Sie wieder zurück in die Ausgangsposition, und halten Sie dabei die Spannung.

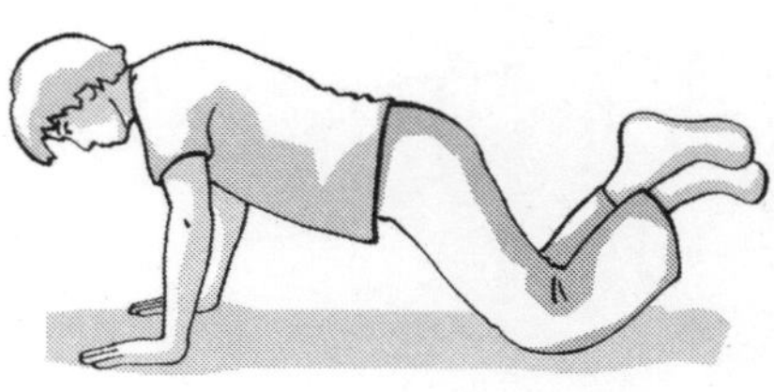

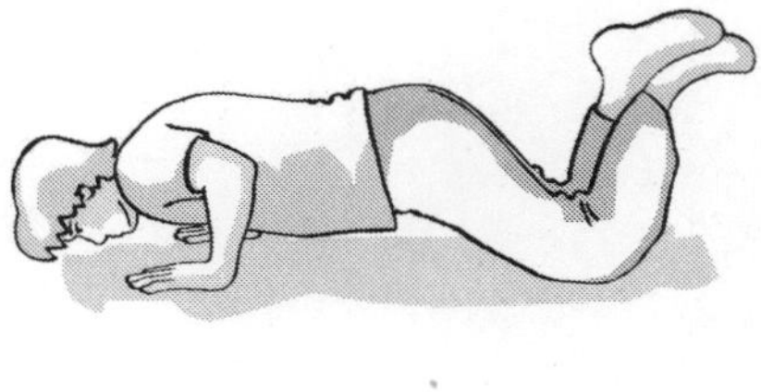

Übung 88 – Brustmuskulatur – schwer

Kraftausdauer 20–40 Wiederholungen · 4–6 Sätze · 1 Minute Pause · 2–3 pro Woche
Muskelumfang 10–12 Wiederholungen · 3–5 Sätze · 2 Minuten Pause · 1–2 pro Woche
Maximalkraft 3–5 Wiederholungen · 2–4 Sätze · 3–4 Minuten Pause · 1 pro Woche

Ausgangsposition

Gehen Sie zunächst in den Kniestand. Neigen Sie sich nach vorn, und stützen Sie sich nun auf Ihre Hände und Fußspitzen. Die Hände werden unterhalb der Schultern aufgesetzt. Ihr gesamter Körper ist unter Spannung und bildet eine Linie.

Endposition

Beugen Sie die Arme, und senken Sie den Körper in Richtung Unterlage, ohne ganz abzusetzen.
Blicken Sie zum Boden, und kippen Sie nicht ins Hohlkreuz. Der Rumpf soll ganz stabil bleiben.

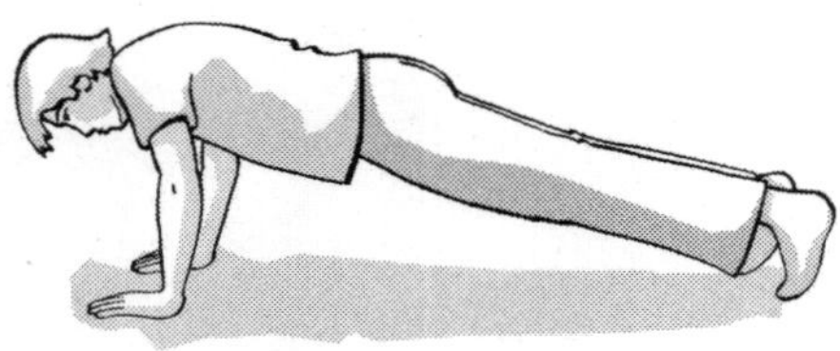

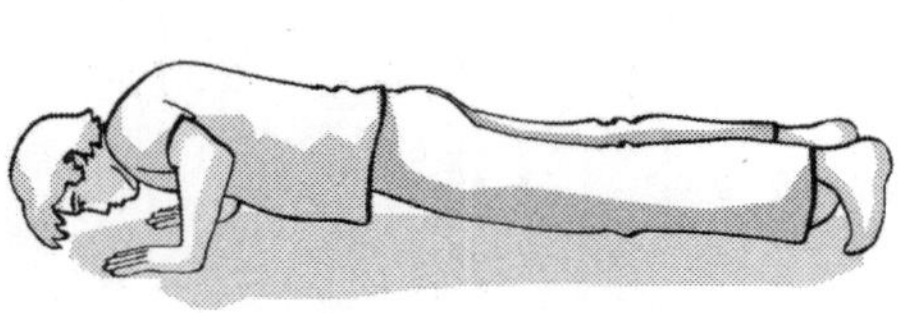

Übung 89 – Brustmuskulatur – sehr schwer

Kraftausdauer 20–40 Wiederholungen · 4–6 Sätze · 1 Minute Pause · 2–3 pro Woche
Muskelumfang 10–12 Wiederholungen · 3–5 Sätze · 2 Minuten Pause · 1–2 pro Woche
Maximalkraft 3–5 Wiederholungen · 2–4 Sätze · 3–4 Minuten Pause · 1 pro Woche

Ausgangsposition

Gehen Sie in Bauchlage. Stützen Sie sich mit den Händen unterhalb der Schultern ab, und legen Sie Ihre Füße auf einen Gymnastikball.
Achten Sie auf Ihre Körperspannung, und halten Sie Ihren gesamten Körper auf einer Linie. Beugen Sie die Ellbogen leicht.

Endposition

Senken Sie beim Einatmen den Körper in Richtung Boden, ohne ganz abzusetzen.
Gehen Sie danach wieder zurück in die Ausgangsstellung.
Führen Sie die Übung langsam aus. Kippen Sie nicht ins Hohlkreuz, und schieben Sie das Gesäß nicht nach oben.

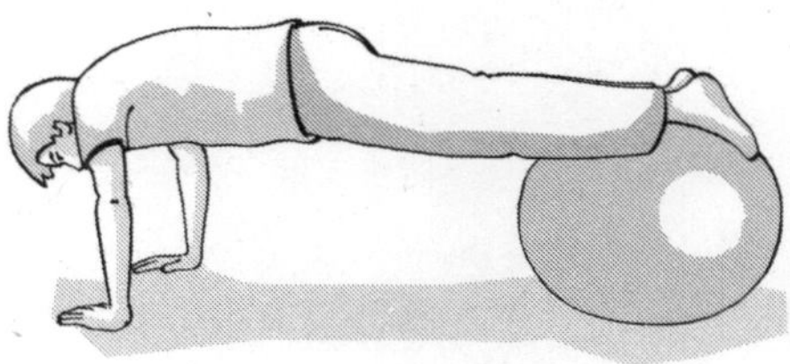

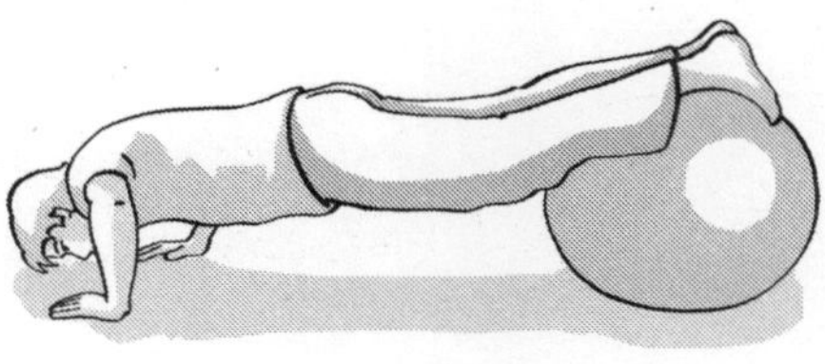

Die besten Übungen für schöne und straffe Arme

Das Training für den Bizeps und den Trizeps ist bei den Herren der Schöpfung ebenso beliebt, wie es bei der Damenwelt verpönt ist. Eine ausgewogen trainierte Muskulatur ist aber das einzige Mittel gegen schlaffe Arme. Also widmen Sie bitte auch diesem Teil des Trainingsprogramms Ihre Aufmerksamkeit! Die Übungen sind sehr abwechslungsreich und garantieren Ihren Trainingserfolg.

Die Oberarmrückseite

Das Erscheinungsbild der Oberarmrückseite wird muskulär durch den Armstrecker definiert. Der sogenannte »Trizeps« strafft und formt den Oberarm und zeigt in der Seitenansicht deutliche Konturen. Je geringer der Körperfettanteil, desto markanter ist die Optik des trainierten Muskels und somit der Arme. Die Hauptfunktion des Trizeps ist das Strecken des Ellbogens und das Zurückführen des Armes.

Machen Sie wie immer zuerst die Testübung rechts, und lesen Sie anschließend in der Testauswertung auf Seite 67 f., welche Übungen für Sie in Frage kommen. Stellen Sie sich Ihr Trainingsprogramm nach Ihren persönlichen Bedürfnissen und Neigungen zusammen.

Wenn Sie einmal keine Lust zum Trainieren haben, denken Sie daran: Jeder Tag bringt Sie Ihrem Wunschkörper ein Stückchen näher!

Testübung für die Oberarmrückseite

Ausgangsposition

Stellen Sie sich mit dem Rücken zu einem stabilen Stuhl, nehmen Sie beide Arme nach hinten, und stützen Sie sich mit den Händen vorn an der Sitzfläche ab. Halten Sie Ihre Arme leicht gebeugt.

Winkeln Sie Ihre Beine an, und stellen Sie sich auf die Fersen.

Endposition

Beugen Sie Ihre Arme, und senken Sie das Gesäß in Richtung Boden, bis das Becken auf Höhe der Sitzfläche ist.

Gehen Sie wieder zurück in die Ausgangsposition.

Achten Sie auf eine langsame und gleichmäßige Übungsausführung. Zählen Sie Ihre maximal mögliche Anzahl von Wiederholungen.

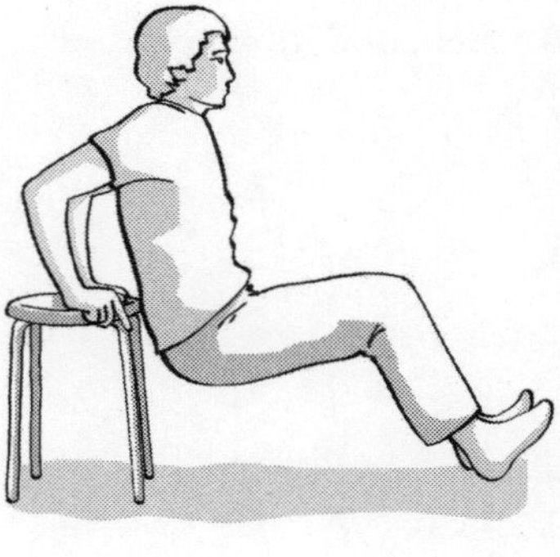

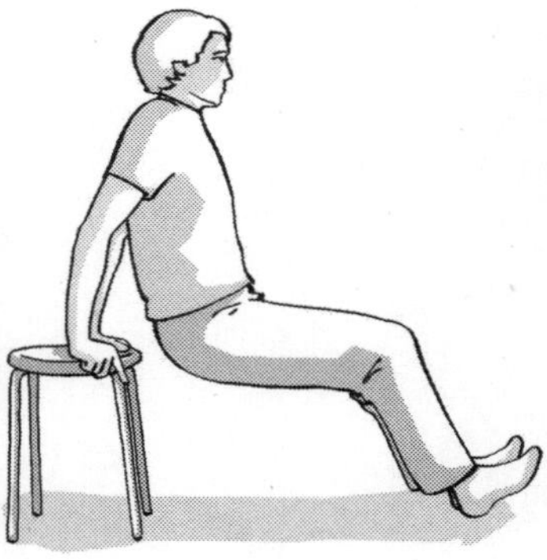

Übung 90 – Oberarmrückseite – leicht

Kraftausdauer 20–40 Wiederholungen · 4–6 Sätze · 1 Minute Pause · 2–3 pro Woche

Muskelumfang 10–12 Wiederholungen · 3–5 Sätze · 2 Minuten Pause · 1–2 pro Woche

Maximalkraft 3–5 Wiederholungen · 2–4 Sätze · 3–4 Minuten Pause · 1 pro Woche

Ausgangsposition

Stellen Sie sich etwa eine Schrittlänge entfernt mit dem Gesicht zu einer Wand. Setzen Sie Ihre Hände nebeneinander auf Brusthöhe auf, und stellen Sie sich auf Ihre Fußballen.
Neigen Sie sich mit geradem Rücken nach vorn, und stützen Sie sich von der Wand ab.

Endposition

Beugen Sie nun langsam Ihre Arme, und senken Sie Ihren Körper in Richtung Wand.
Gehen Sie anschließend zurück in die Ausgangsposition.
Achten Sie während der gesamten Übung auf einen geraden Rücken, und kippen Sie nicht ins Hohlkreuz.

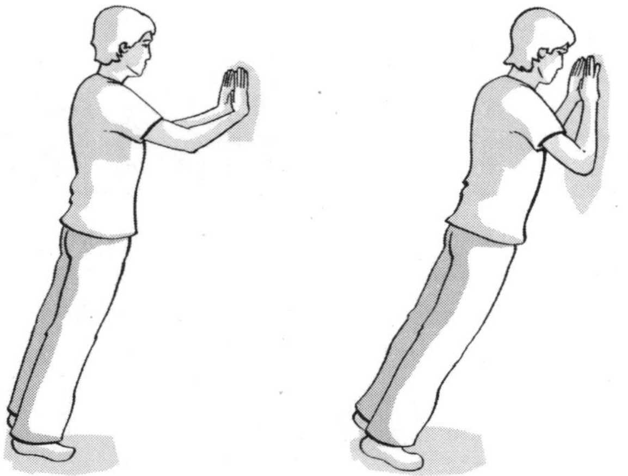

Übung 91 – Oberarmrückseite – leicht

Kraftausdauer 20–40 Wiederholungen · 4–6 Sätze · 1 Minute Pause · 2–3 pro Woche
Muskelumfang 10–12 Wiederholungen · 3–5 Sätze · 2 Minuten Pause · 1–2 pro Woche
Maximalkraft 3–5 Wiederholungen · 2–4 Sätze · 3–4 Minuten Pause · 1 pro Woche

Ausgangsposition
Knien Sie sich auf den Boden, und stellen Sie das rechte Bein auf. Halten Sie ein Gewicht (0,5 bis 3,0 kg Kurzhantel) in der linken Hand.
Stützen Sie sich mit dem rechten Ellbogen auf dem Oberschenkel ab, und ziehen Sie den linken Ellbogen nach hinten oben. Der Arm ist gebeugt.

Endposition
Halten Sie Ihren Rücken gerade, und strecken Sie nun den linken Arm mit dem Gewicht nach hinten und beugen Sie ihn wieder nach vorn.
Verändern Sie bei der Übung nicht die Stellung des linken Ellbogens.
Wechseln Sie nach jedem Satz die Seiten.

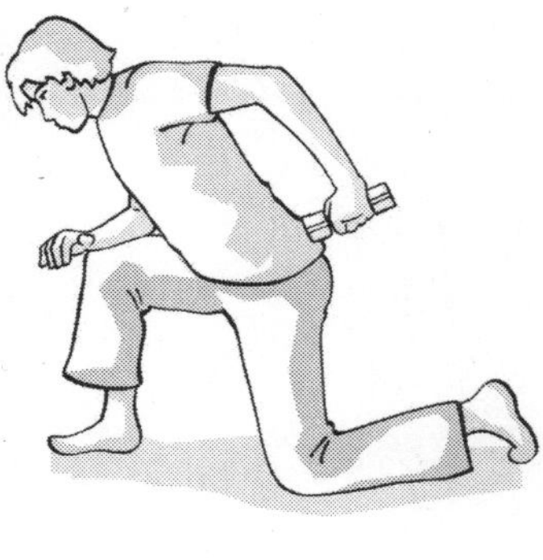

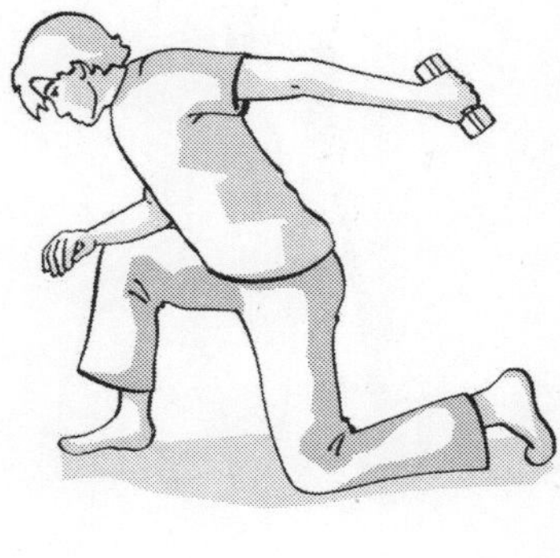

Übung 92 – Oberarmrückseite – mittelschwer

Kraftausdauer 20–40 Wiederholungen · 4–6 Sätze · 1 Minute Pause · 2–3 pro Woche

Muskelumfang 10–12 Wiederholungen · 3–5 Sätze · 2 Minuten Pause · 1–2 pro Woche

Maximalkraft 3–5 Wiederholungen · 2–4 Sätze · 3–4 Minuten Pause · 1 pro Woche

Ausgangsposition

Knien Sie sich auf den Boden, und stellen Sie das linke Bein auf. Schlingen Sie ein Gymnastikband um den Knöchel des hinteren Beines, und greifen Sie hinter Ihrem Rücken mit der rechten Hand beide Enden.

Bringen Sie das Band etwas auf Spannung. Der Ellbogen befindet sich neben dem Kopf.

Endposition

Strecken Sie den Unterarm nach oben, und gehen Sie langsam wieder zurück in die Ausgangsposition.

Halten Sie Ihren Rumpf stabil, und stützen Sie sich mit dem linken Arm auf Ihrem Knie ab. Die Position des rechten Ellbogens bleibt unverändert.

Wechseln Sie nach jedem einzelnen Satz die Seiten.

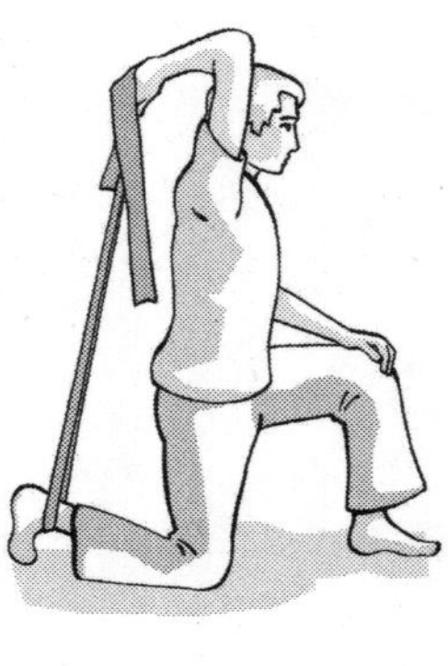

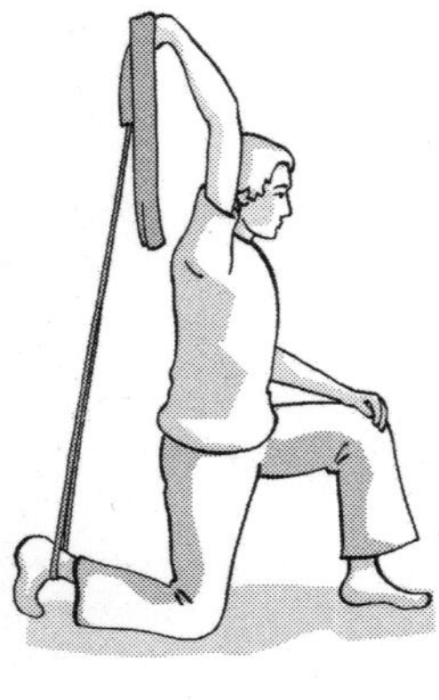

Übung 93 – Oberarmrückseite – mittelschwer

Kraftausdauer 20–40 Wiederholungen • 4–6 Sätze • 1 Minute Pause • 2–3 pro Woche

Muskelumfang 10–12 Wiederholungen • 3–5 Sätze • 2 Minuten Pause • 1–2 pro Woche

Maximalkraft 3–5 Wiederholungen • 2–4 Sätze • 3–4 Minuten Pause • 1 pro Woche

Ausgangsposition

Setzen Sie sich auf den Boden. Legen Sie Ihre Unterschenkel auf einen Stuhl, und stützen Sie sich mit den Händen hinter dem Körper ab.
Heben Sie das Gesäß etwas vom Boden ab, und halten Sie die Arme minimal gebeugt. Ziehen Sie die Schultern nicht zu den Ohren!

Endposition

Beugen Sie die Arme, ohne Ihr Gesäß ganz am Boden abzusetzen.
Gehen Sie anschließend wieder zurück in die Ausgangsposition. Achten Sie auf eine langsame und gleichmäßige Bewegungsausführung. Arbeiten Sie bitte auch immer im Rhythmus Ihres Atems.

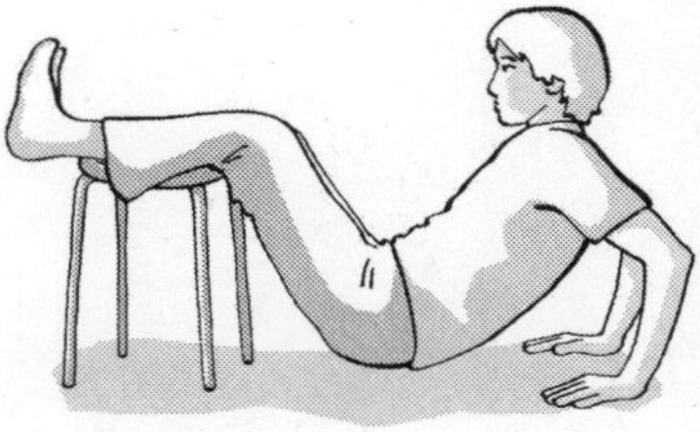

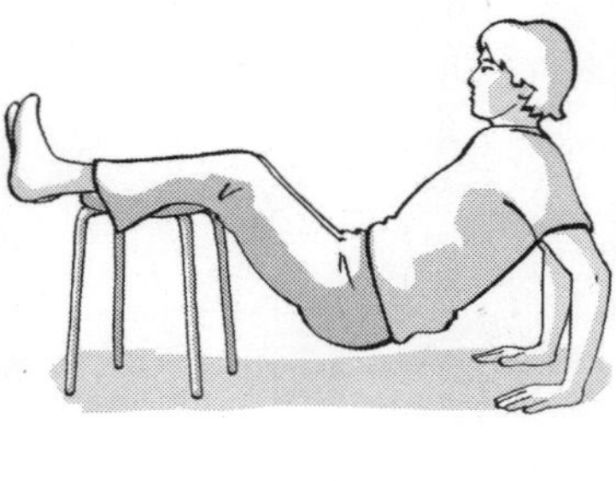

Übung 94 – Oberarmrückseite – schwer

Kraftausdauer 20–40 Wiederholungen · 4–6 Sätze · 1 Minute Pause · 2–3 pro Woche
Muskelumfang 10–12 Wiederholungen · 3–5 Sätze · 2 Minuten Pause · 1–2 pro Woche
Maximalkraft 3–5 Wiederholungen · 2–4 Sätze · 3–4 Minuten Pause · 1 pro Woche

Ausgangsposition

Stellen Sie sich mit dem Rücken zu einem stabilen Stuhl, gehen Sie in die Knie, und stützen Sie sich mit beiden Armen an der Vorderkante ab.
Winkeln Sie Ihre Beine an, und stellen Sie sich auf die Fersen.

Endposition

Beugen Sie Ihre Arme, und senken Sie das Gesäß, bis das Becken unterhalb der Sitzfläche ist.
Gehen Sie zurück in die Ausgangsposition.
Achten Sie auf eine langsame und gleichmäßige Übungsausführung.

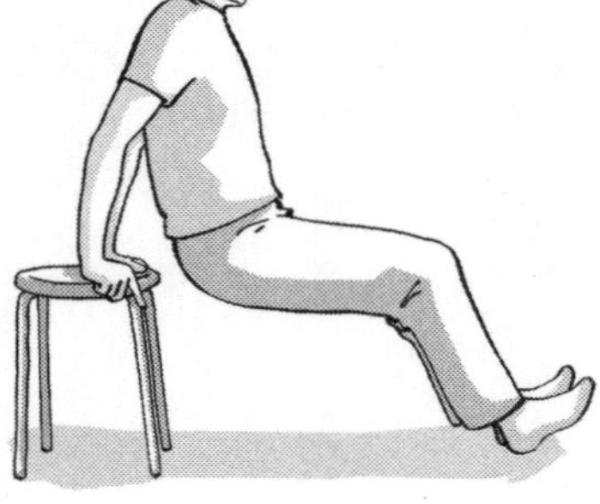

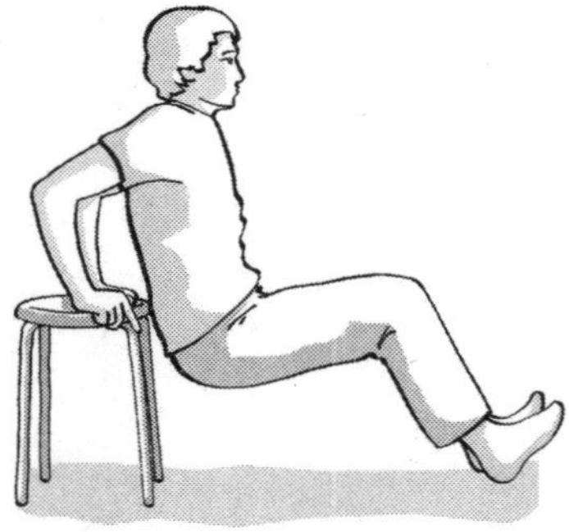

Übung 95 – Oberarmrückseite – sehr schwer

Kraftausdauer 20–40 Wiederholungen • 4–6 Sätze • 1 Minute Pause • 2–3 pro Woche
Muskelumfang 10–12 Wiederholungen • 3–5 Sätze • 2 Minuten Pause • 1–2 pro Woche
Maximalkraft 3–5 Wiederholungen • 2–4 Sätze • 3–4 Minuten Pause • 1 pro Woche

Ausgangsposition

Stützen Sie sich mit den Händen rücklings auf einer Stuhlkante ab.
Strecken Sie die Beine nach vorn, und stellen Sie die Fersen auf einen zweiten Stuhl. Halten Sie die Arme leicht gebeugt.

Endposition

Beugen Sie nun die Arme, und senken Sie das Gesäß in Richtung Boden, bis Ihr Becken etwas unterhalb der Sitzfläche ist.
Gehen Sie zurück in die Ausgangsposition.
Atmen Sie gleichmäßig, und vermeiden Sie ruckartige Bewegungen.

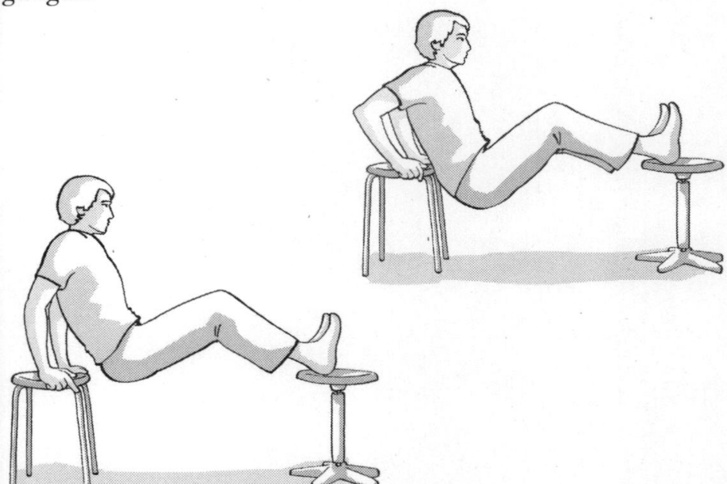

Die Oberarmvorderseite

Regelmäßiges Bizepstraining ist unerlässlich für straffe Arme. Machen Sie zuerst die Testübung rechts. Schaffen Sie bis zu drei Wiederholungen, wählen Sie für die Kraftausdauer leichte (Muskelaufbau: mittelschwere, Maximalkraft: schwere) Übungen. Kommen Sie auf drei bis acht Aufzüge, trainieren Sie Ihre Kraftausdauer mit mittelschweren (Muskelaufbau: schweren, Maximalkraft: sehr schweren) Übungen. Bei mehr als acht Wiederholungen können Sie für alle Bereiche aus den schweren bis sehr schweren Übungen auswählen.

Testübung für die Oberarmvorderseite

Ausgangsposition

Legen Sie sich auf den Rücken, mit dem Kopf unter einen stabilen Stuhl. Legen Sie beide Unterarme von oben auf die Sitzfläche.

Winkeln Sie die Beine etwa 90 Grad an, und stellen Sie sich auf die Fersen.

Beugen Sie die Arme, und heben Sie den Körper etwas ab.

Endposition

Ziehen Sie sich beim Ausatmen langsam nach oben, indem Sie die Arme auf 90 Grad anbeugen. Senken Sie sich anschließend langsam wieder in die Ausgangsposition ab.

Zählen Sie die maximale Anzahl an möglichen Wiederholungen, die Sie korrekt ausführen können.

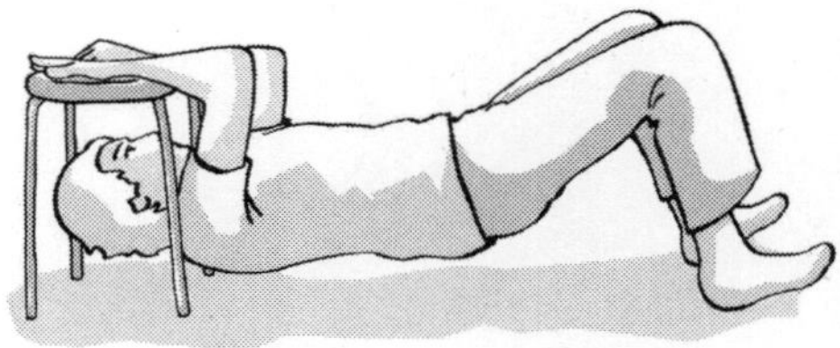

Übung 96 – Oberarmvorderseite – leicht

Kraftausdauer	20–40 Wiederholungen · 4–6 Sätze · 1 Minute Pause · 2–3 pro Woche
Muskelumfang	10–12 Wiederholungen · 3–5 Sätze · 2 Minuten Pause · 1–2 pro Woche
Maximalkraft	3–5 Wiederholungen · 2–4 Sätze · 3–4 Minuten Pause · 1 pro Woche

Ausgangsposition

Legen Sie sich auf den Rücken, und winkeln Sie die Beine an. Schlingen Sie ein Gymnastikband um die Füße, und halten Sie die Enden fest.

Beugen Sie einen Arm an, und bringen Sie das Band auf Spannung.

Endposition

Beugen und strecken Sie wechselseitig den linken und rechten Arm gegen den Widerstand des Bandes.

Verändern Sie nicht die Position des Oberarms, bewegen Sie nur den Unterarm.

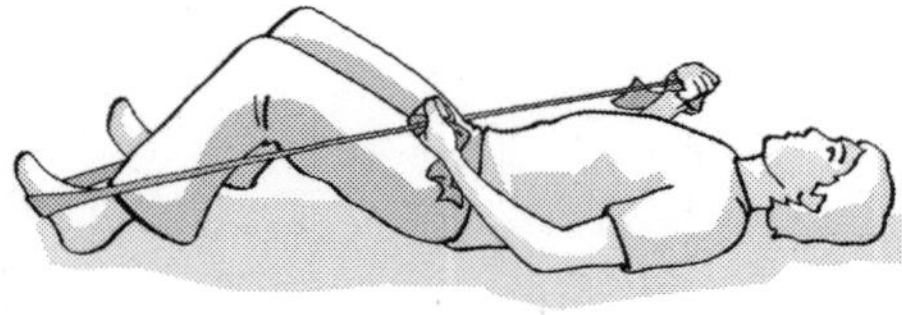

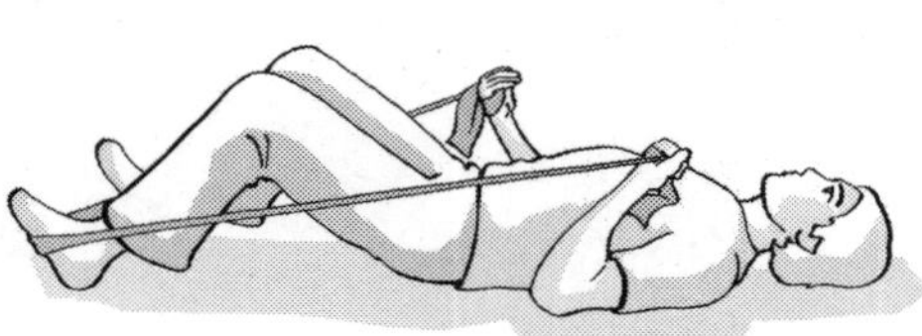

Übung 97 – Oberarmvorderseite – leicht

Kraftausdauer 20–40 Wiederholungen · 4–6 Sätze · 1 Minute Pause · 2–3 pro Woche
Muskelumfang 10–12 Wiederholungen · 3–5 Sätze · 2 Minuten Pause · 1–2 pro Woche
Maximalkraft 3–5 Wiederholungen · 2–4 Sätze · 3–4 Minuten Pause · 1 pro Woche

Ausgangsposition

Als Gewicht nehmen Sie eine Kurzhantel (2 bis 5 kg Gewicht) oder einfach eine gefüllte Tasche. Setzen Sie sich mit leicht vorgeneigtem Oberkörper und geradem Rücken auf einen Stuhl, und nehmen Sie das Gewicht in eine Hand. Stützen Sie den arbeitenden Arm auf der Innenseite des Oberschenkels ab.

Endposition

Beugen Sie nun den Unterarm langsam nach oben. Die Handfläche zeigt dabei nach oben. Gehen Sie ebenso langsam mit dem Gewicht wieder nach unten.
Wechseln Sie nach einem Satz die Seiten. Durch entsprechendes Zusatzgewicht kann der Schwierigkeitsgrad der Übung beliebig gesteigert werden.

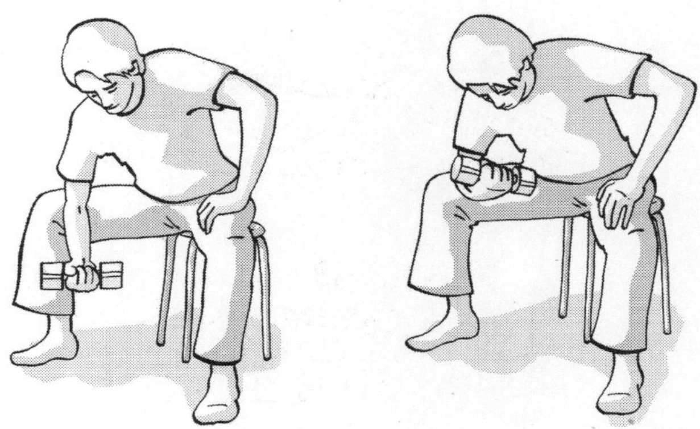

Übung 98 – Oberarmvorderseite – mittelschwer

Kraftausdauer	20–40 Wiederholungen · 4–6 Sätze · 1 Minute Pause · 2–3 pro Woche
Muskelumfang	10–12 Wiederholungen · 3–5 Sätze · 2 Minuten Pause · 1–2 pro Woche
Maximalkraft	3–5 Wiederholungen · 2–4 Sätze · 3–4 Minuten Pause · 1 pro Woche

Ausgangsposition

Diese Übung wird im Stehen durchgeführt. Stellen Sie sich mit beiden Füßen auf das Band. Greifen Sie das Band mit beiden Händen von unten, und halten Sie die Arme leicht gebeugt. Die Hände sollten ein wenig Abstand voneinander haben.

Endposition

Beugen Sie nun die Arme, und ziehen Sie die Hände nach oben zur Brust. Gehen Sie anschließend langsam wieder zurück, halten Sie aber die Spannung im Band.

Die Ellbogen bleiben fest an den Körper gedrückt. Achten Sie auf einen geraden Rücken. Kippen Sie nicht ins Hohlkreuz.

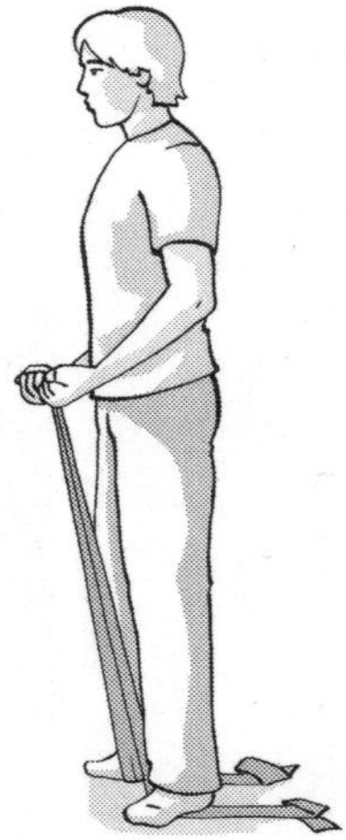

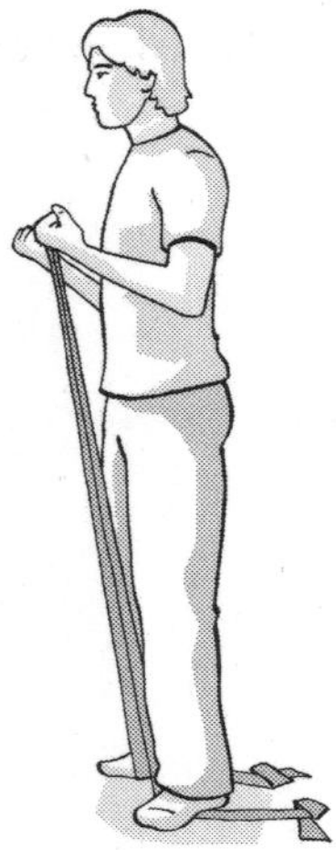

Übung 99 – Oberarmvorderseite – schwer

Kraftausdauer 20–40 Wiederholungen · 4–6 Sätze · 1 Minute Pause · 2–3 pro Woche
Muskelumfang 10–12 Wiederholungen · 3–5 Sätze · 2 Minuten Pause · 1–2 pro Woche
Maximalkraft 3–5 Wiederholungen · 2–4 Sätze · 3–4 Minuten Pause · 1 pro Woche

Ausgangsposition

Befestigen Sie ein Gymnastikband an einer Türklinke oder einem stabilen Regal. Gehen Sie in den Kniestand, und stellen Sie ein Bein vor sich auf.
Greifen Sie mit einer Hand beide Enden des Bandes, und rutschen Sie so weit auf dem Boden zurück, dass es etwas gespannt ist. Heben Sie den Ellbogen auf Schulterhöhe an.

Endposition

Halten Sie den Oberarm auf Schulterhöhe, und ziehen Sie nur den Unterarm Richtung Kopf.
Halten Sie den Rumpf stabil, indem Sie sich mit der freien Hand auf dem Oberschenkel abstützen.
Wechseln Sie nach jedem Satz auf die andere Seite.

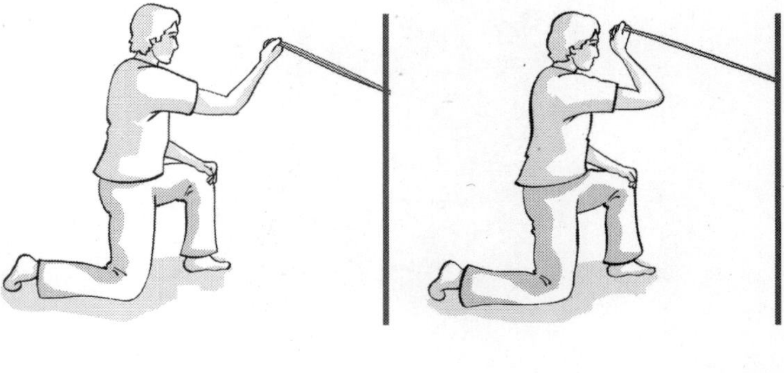

Übung 100 – Oberarmvorderseite – sehr schwer

Kraftausdauer	20–40 Wiederholungen · 4–6 Sätze · 1 Minute Pause · 2–3 pro Woche
Muskelumfang	10–12 Wiederholungen · 3–5 Sätze · 2 Minuten Pause · 1–2 pro Woche
Maximalkraft	3–5 Wiederholungen · 2–4 Sätze · 3–4 Minuten Pause · 1 pro Woche

Ausgangsposition

Legen Sie sich mit dem Kopf unter einen stabilen Stuhl. Legen Sie Ihre Unterarme schulterbreit auseinander von oben auf die Sitzfläche. Winkeln Sie die Beine an, und stellen Sie sich auf die Fersen.

Beugen Sie die Arme, und heben Sie den Körper etwas vom Boden ab.

Endposition

Ziehen Sie sich beim Ausatmen langsam nach oben, indem Sie die Arme auf 90 Grad anbeugen. Senken Sie sich anschließend langsam wieder in die Ausgangsposition ab.

Je weiter Sie die Beine nach vorn strecken, umso schwieriger wird die Übung. Vermeiden Sie ruckartige Bewegungen.

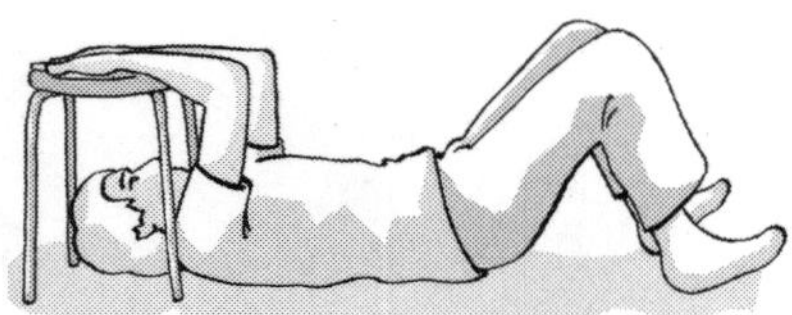

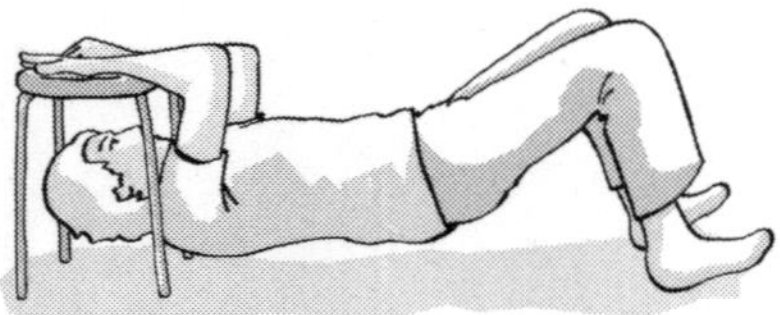

Die besten Übungen für einen starken Rücken

Die Rückenübungen liegen zwar außerhalb des sogenannten »Problemzonentrainings«, müssen aber Bestandteil jedes ausgewogenen Trainingsprogramms sein. Nur ein gut trainierter Rücken garantiert einen aufrechten Gang. Als »Gegenspieler« der Bauchmuskulatur hat er sowieso seinen festen Platz in Ihrer Trainingsroutine. Auch Ihre Wirbelsäule wird es Ihnen danken – vor allem, wenn Sie beruflich viel sitzen oder stehen.

Ergänzungsprogramm »starker Rücken«

Die Kräftigung der Rückenmuskulatur ist im Rahmen von Übungsprogrammen für Problemzonen – häufig auch »Bodystyling« genannt – eher selten vorgesehen, weil der Rücken keine optische »Problemzone« ist. Allerdings spielt dieser Bereich der Muskulatur für die Körperhaltung und die Funktion der Wirbelsäule eine wesentliche Rolle. Deswegen gehört ein Rückentraining unbedingt als Ergänzung zu jeder Form von körperlicher Ertüchtigung.

Aufrecht und selbstbewusst

Eine aufrechte Körperhaltung signalisiert Selbstbewusstsein und Durchsetzungsvermögen. Menschen, die wir als attraktiv wahrnehmen, schleichen nicht gekrümmt durchs Leben! Eine gut funktionierende Rückenmuskulatur ist also Voraussetzung für den aufrechten Gang und kann Rückenbeschwerden wirkungsvoll vorbeugen. Sogar bereits vorhandene Rückenprobleme können mit einem sinnvollen Bauch- und Rückentraining gelindert werden.

Bei ernsthaften Beschwerden zuerst zum Arzt

Sollten Sie allerdings bereits unter ernsthaften Beschwerden leiden, sprechen Sie mit Ihrem Arzt über ein geeignetes Trainingsprogramm. Sie müssen wahrscheinlich zunächst unter der Aufsicht eines erfahrenen Fachmanns trainieren, um Ihre Probleme nicht noch weiter zu verschlimmern. Rückenprogramme werden heute von fast allen Krankenkassen bezuschusst, um den Folgeerkrankungen vorzubeugen.

Rückentraining gehört dazu

Wir empfehlen Ihnen, diesen Muskelbereich regelmäßig in Ihr Programm zu integrieren. Absolvieren Sie auch hier zunächst die Testübung auf Seite 204, um Ihre Leistungsfähigkeit einzuschätzen. Treffen Sie Ihre Auswahl für Ihr Trainingsprogramm unter den Übungen dieses Kapitels nach den Ergebnissen des Tests. Die Übungsauswertung finden Sie auf Seite 67 f.

Testübung für den Rücken

Ausgangsposition

Gehen Sie in den Kniestand. Kreuzen Sie die Arme auf der Brust, und legen Sie die Hände auf die Schultern.
Rollen Sie den Körper so weit wie möglich zusammen, bis sich der Kopf nur noch etwas über der Unterlage befindet.

Endposition

Strecken Sie Ihren Rücken, und richten Sie Ihren Oberkörper auf. Der Rücken ist in der Endposition gerade und leicht nach vorn geneigt. Die Stellung der Beine und des Beckens darf nicht verändert werden.
Gehen Sie anschließend wieder zurück in die Ausgangsposition. Zählen Sie Ihre Wiederholungen.

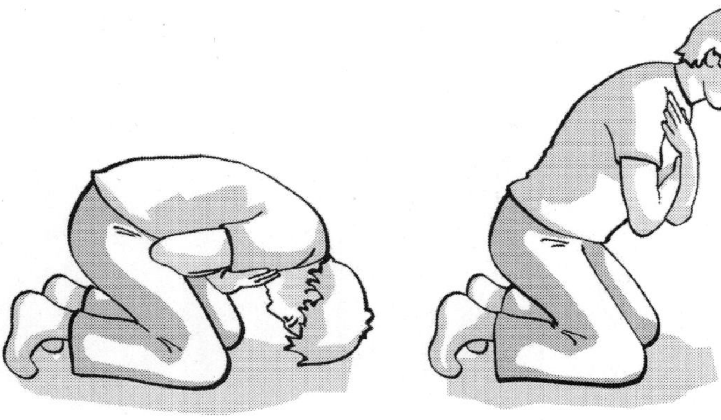

Übung 1 – Rücken – leicht

Kraftausdauer	20–40 Wiederholungen · 4–6 Sätze · 1 Minute Pause · 2–3 pro Woche
Muskelumfang	10–12 Wiederholungen · 3–5 Sätze · 2 Minuten Pause · 1–2 pro Woche
Maximalkraft	3–5 Wiederholungen · 2–4 Sätze · 3–4 Minuten Pause · 1 pro Woche

Ausgangsposition
Setzen Sie sich auf die Vorderkante eines Stuhles, und spreizen Sie die Beine weit auseinander.
Legen Sie die Hände an den Hinterkopf, und beugen Sie sich nach unten, bis der Kopf etwa auf Kniehöhe ist.

Endposition
Richten Sie den Oberkörper auf, ohne die Stellung des Beckens zu verändern. In der Endposition ist der Rücken gerade nach vorn geneigt.
Gehen Sie anschließend wieder zurück in die Ausgangsposition.

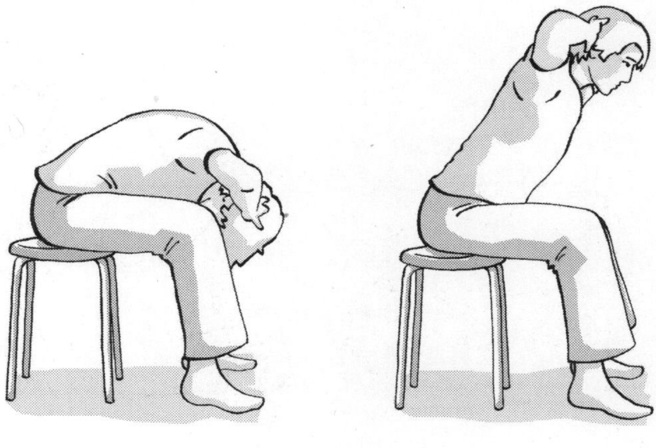

Übung 2 – Rücken – mittelschwer

Kraftausdauer	20–40 Wiederholungen • 4–6 Sätze • 1 Minute Pause • 2–3 pro Woche
Muskelumfang	10–12 Wiederholungen • 3–5 Sätze • 2 Minuten Pause • 1–2 pro Woche
Maximalkraft	3–5 Wiederholungen • 2–4 Sätze • 3–4 Minuten Pause • 1 pro Woche

Ausgangsposition

Legen Sie sich flach auf den Bauch, und strecken Sie beide Arme gerade nach vorn aus.

Blicken Sie zum Boden, und heben Sie langsam den rechten Arm und das linke Bein vom Boden ab.

Endposition

Legen Sie den Arm und das Bein langsam wieder ab, und wechseln Sie fließend auf die andere Seite.

Halten Sie während der Übung die Spannung, indem Sie den Bauchnabel einziehen.

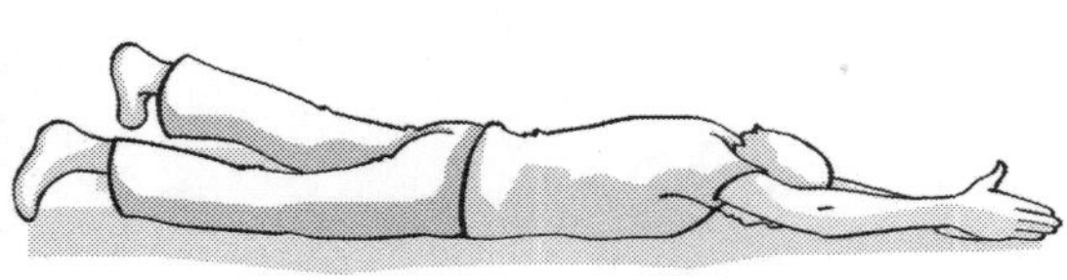

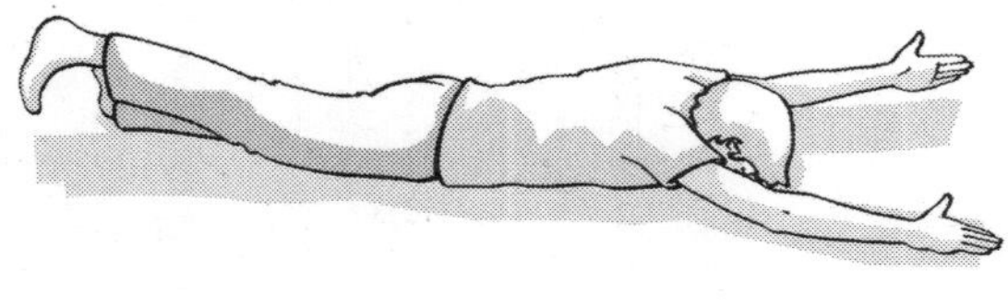

Übung 3 – Rücken – schwer

Kraftausdauer 20–40 Wiederholungen · 4–6 Sätze · 1 Minute Pause · 2–3 pro Woche
Muskelumfang 10–12 Wiederholungen · 3–5 Sätze · 2 Minuten Pause · 1–2 pro Woche
Maximalkraft 3–5 Wiederholungen · 2–4 Sätze · 3–4 Minuten Pause · 1 pro Woche

Ausgangsposition

Gehen Sie in den Kniestand. Kreuzen Sie Ihre Arme vor dem Körper, und legen Sie die Hände auf die Schultern.
Beugen Sie den Oberkörper so weit wie möglich Richtung Boden, ohne ganz abzusetzen.

Endposition

Strecken Sie nun Ihren Rücken, und richten Sie den Oberkörper langsam auf. Halten Sie den Kopf in Verlängerung der Wirbelsäule. In der Endposition ist der Rücken gerade und diagonal nach vorn geneigt.

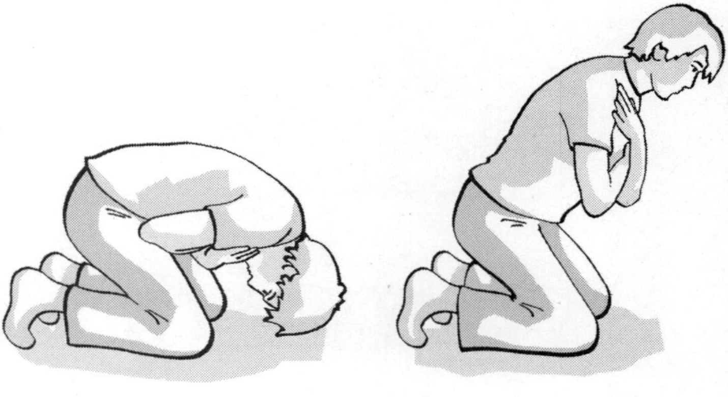

Übung 4 – Rücken – sehr schwer

Kraftausdauer 20–40 Wiederholungen · 4–6 Sätze · 1 Minute Pause · 2–3 pro Woche
Muskelumfang 10–12 Wiederholungen · 3–5 Sätze · 2 Minuten Pause · 1–2 pro Woche
Maximalkraft 3–5 Wiederholungen · 2–4 Sätze · 3–4 Minuten Pause · 1 pro Woche

Ausgangsposition

Legen Sie sich auf den Bauch, und strecken Sie die Arme nach vorn aus. Ziehen Sie die Bauchdecke ein, und heben Sie beide Arme und Beine vom Boden ab. Achtung: Es kommt nicht darauf an, Arme und Beine möglichst weit abzuheben! Halten Sie den Kopf in Verlängerung der Wirbelsäule.

Endposition

Grätschen Sie nun langsam Arme und Beine nach außen.
Gehen Sie genauso langsam wieder zurück in die Ausgangsstellung.
Halten Sie die Spannung, und setzen Sie Arme und Beine nicht am Boden ab. Nicht vergessen: Bauchnabel einziehen und gleichmäßig weiteratmen!

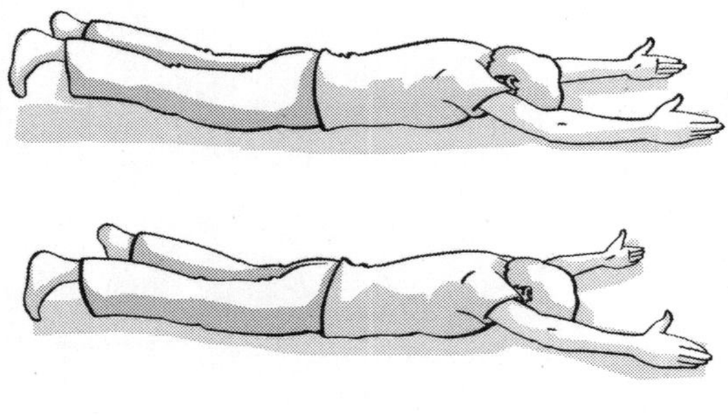

Die besten Dehnübungen für mehr Beweglichkeit

Unser Trainingsprogramm ist auf den ganzen Menschen ausgerichtet. Es soll Ihnen nicht nur helfen, Ihrer Wunschfigur näherzukommen. – Sie sollen auch von mehr Wohlbefinden und einem besseren Körpergefühl profitieren. Nehmen Sie also ein paar Dehnübungen in Ihr wöchentliches Übungsprogramm mit auf, Ihr Körper wird es Ihnen mit Sicherheit danken. Sie werden sehen, wie gut Ihnen das Dehnen nach einer Trainingseinheit tut.

Beweglichkeit ist wichtig

Ein ganzheitliches Workout-Programm sollte nicht nur optische Wünsche erfüllen, sondern insgesamt zu mehr Wohlbefinden und einem besseren Körpergefühl führen.

Die Funktion der Gelenke

Neben der Form und der Kraft spielt natürlich auch die Beweglichkeit und Flexibilität der Muskulatur eine wesentliche Rolle. Entgegen früheren Annahmen führt allerdings gezieltes Krafttraining keinesfalls zu einer Abnahme der Beweglichkeit.
Im Gegenteil: Wer seine Gelenke in der richtigen Art und Weise bewegt, kann die Funktionsfähigkeit erhalten und sogar verbessern.

Beweglichkeitskiller Arbeit

Wer allerdings den ganzen Tag vorwiegend einseitige Tätigkeiten ausübt, wird zwangsläufig an Beweglichkeit einbüßen. Und das ist bei vielen Menschen heute der Fall – egal, ob sie vor dem Bildschirm sitzen, den ganzen Tag stehen oder gleichförmige Tätigkeiten ausführen, wie zum Beispiel als Kassiererinnen in einem Supermarkt oder als Arbeiter an einem Fließband.

Testen Sie Ihre Beweglichkeit

Das folgende Übungsprogramm dient der gezielten Verbesserung der Dehnfähigkeit Ihrer Muskulatur. Sie können das Dehnprogramm entweder als Ausklang nach einem Workout durchführen, im Sinne einer Entspannungseinheit, oder als eigenständiges Training.

Dehnen hilft

Ein eigenständiges und komplettes Dehnungstraining ist vor allem dann zu empfehlen, wenn Sie deutliche Defizite in Ihrer Beweglichkeit haben. Um zu überprüfen, wo Sie genau stehen, sollten Sie sich den folgenden drei Beweglichkeitstests unterziehen.
Getestet werden die Gelenkbereiche, bei denen viele Menschen unter Einschränkungen leiden.

Testübung 1 – Beinbeuger

Übungsausführung

Legen Sie sich mit gestreckten Beinen flach auf den Rücken, die Arme bleiben locker an der Seite liegen.
Heben Sie dann ein Bein so weit wie möglich in die Senkrechte. Das andere Bein bleibt dabei gestreckt am Boden liegen. (Eventuell brauchen Sie dafür einen Partner.)
Drücken Sie Ihre Wirbelsäule gegen den Boden. Gehen Sie nicht ins Hohlkreuz!

Auswertung

– – Das gestreckte Bein kommt nur bis zu einem Punkt deutlich unterhalb der Senkrechten: Ihre Beinbeugemuskulatur ist schlecht dehnfähig.

+ – Die Beugung erreicht fast die senkrechte Position (in einem Winkel von etwa 80 Grad): Ihre Beinbeugemuskulatur ist normal dehnfähig.

+ + Sie erreichen einen rechten Winkel: Ihre Beinbeugemuskulatur ist überdurchschnittlich dehnfähig.

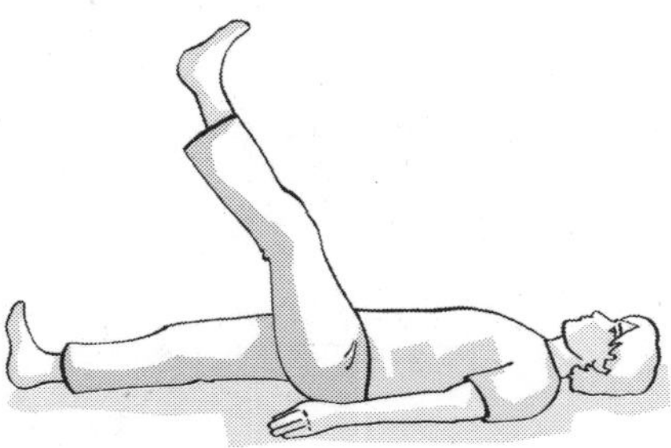

Testübung 2 – Hüftbeugemuskulatur

Übungsausführung

Legen Sie sich mit dem Rücken auf eine Bank oder einen stabilen Tisch. Das Gesäß schließt mit dem Tischende ab.
Legen Sie beide Hände um ein Knie, und ziehen Sie ein gebeugtes Bein so weit wie möglich zum Rumpf.
Lassen Sie das andere Bein locker und entspannt vom Tisch hängen.
Die Lendenwirbelsäule dabei bitte fest auf den Tisch drücken, sie darf den Kontakt zur Unterlage nicht verlieren!

Auswertung

– – Ihr Oberschenkel zeigt aufwärts, das Knie befindet sich über der Hüfte: Ihre Hüftbeugemuskulatur ist schlecht dehnfähig.

+ – Ihr Oberschenkel ist gerade und bildet eine Linie mit der Hüfte: Ihre Hüftbeugemuskulatur ist normal dehnfähig.

+ + Ihr Oberschenkel zeigt abwärts, das Knie befindet sich unterhalb der Hüfte: Ihre Hüftbeugemuskulatur ist überdurchschnittlich dehnfähig.

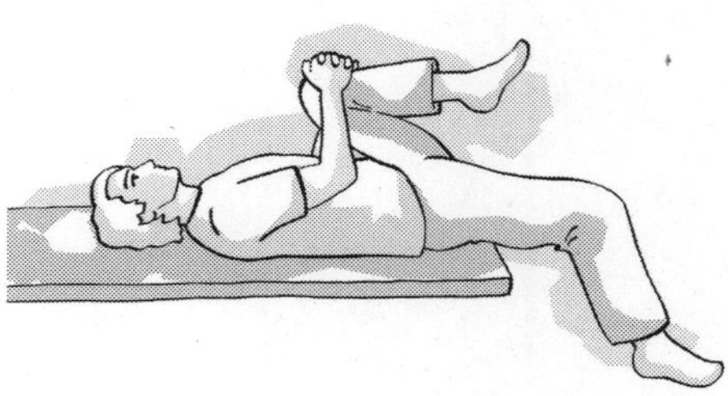

Testübung 3 – Brustmuskulatur

Übungsausführung

Stellen Sie sich mit dem Rücken zu einer Wand (oder an eine glatte Tür bzw. einen hohen Schrank). Der Rücken und das Gesäß haben Kontakt zur Oberfläche. Ihre Füße stehen hüftbreit auseinander mit einem Abstand zur Wand von eineinhalb Fußlängen.
Heben Sie die gestreckten Arme über den Kopf zur Wand, ohne die Ausgangsposition zu verändern. Die Handflächen zeigen nach vorn.

Auswertung

– – Sie kommen mit den Armen nicht bis zur Wand, ohne den Rücken von der Oberfläche zu lösen: Ihre Brustmuskulatur ist schlecht dehnfähig.

+ + Sie erreichen mit Ihren gestreckten Armen ohne größere Probleme die Wand: Ihre Brustmuskulatur ist normal bzw. sogar sehr gut dehnfähig.

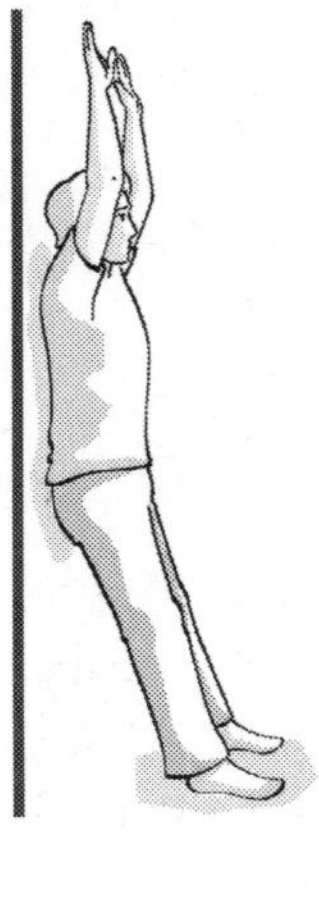

Das Dehnprogramm

Regelmäßigkeit und Kontinuität sind die Grundlagen jeglichen Trainings. Dies gilt auch für das Dehnen. Wer seine Dehnfähigkeit verbessern will, sollte mindestens zwei- bis viermal pro Woche üben.

Ebenso wie beim Krafttraining gibt es auch für das Dehnen unterschiedliche Trainingsmethoden. Wir empfehlen Ihnen das sogenannte »statisch haltende Dehnen«. Dehnen Sie nach dem Training vor allem die Muskulatur, die Sie vorher belastet haben.

So dehnen Sie richtig

Für Ihr Dehnprogramm gibt es ein paar einfache Regeln:

- Für das Dehnen sollte Ihre Muskulatur unbedingt erwärmt sein. Nach einem Kraft- oder Ausdauertraining ist das bereits der Fall.
- Wenn Sie nur das Dehnprogramm absolvieren, sollten Sie sich etwa fünf Minuten aufwärmen. Das können Sie durch Laufen auf der Stelle oder Seilspringen. Auch ein Tänzchen zu flotter Musik erfüllt den Zweck.
- Gehen Sie bei jeder Übung langsam in die beschriebene Dehnposition, bis Sie ein Ziehen in der Zielmuskulatur spüren. Halten Sie diese Position für mindestens 40 Sekunden.
- Erspüren Sie die Dehnfähigkeit der Muskulatur. Dehnen Sie langsam und »sanft«. Der Muskel muss sich beim Dehnen entspannen. Bei zu hoher und zu schnell einwirkender Kraft geht die Wirkung der Übung verloren.
- Gehen Sie nach der Übung komplett aus der Dehnposition heraus, und machen Sie eine kurze Pause.

Dehnübung 1 – Oberschenkelrückseite

Wiederholungen 3 pro Körperseite
Dauer der Dehnung > 40 Sekunden

Übungsausführung

Gehen Sie in den Kniestand. Stellen Sie ein Bein nach vorn in den Ausfallschritt, das Kniegelenk ist leicht gebeugt, die Zehenspitzen zeigen nach vorn.
Verschränken Sie nun die Hände hinter dem Rücken, und beugen Sie Ihren Oberkörper nach vorn. Achten Sie darauf, Ihren Rücken gerade zu halten. Sie sollten die Dehnung an der Oberschenkelrückseite spüren.
Dehnen Sie anschließend die andere Seite.

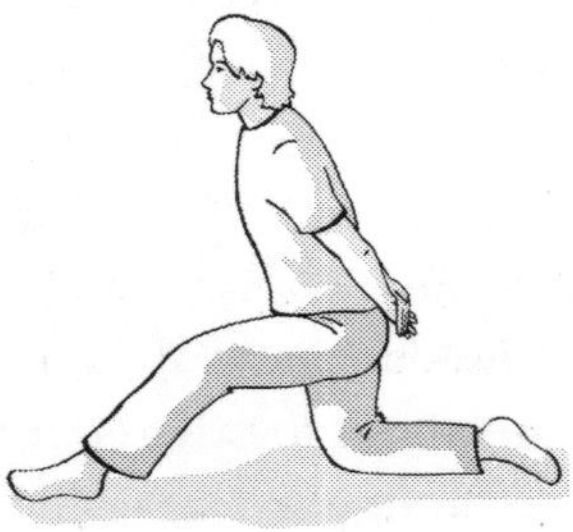

Dehnübung 2 – Oberschenkelvorderseite

Wiederholungen 3 pro Körperseite
Dauer der Dehnung > 40 Sekunden

Übungsausführung

Legen Sie sich in Seitenlage auf den Boden. Umfassen Sie mit dem unteren Arm das untere Knie, und ziehen Sie es Richtung Brust.

Das obere Bein beugen Sie nun im Kniegelenk nach hinten, so dass Wirbelsäule, Hüfte und Knie eine Linie bilden. Greifen Sie mit der freien Hand den Fuß, und ziehen Sie ihn Richtung Po. Sie sollten die Dehnung an der Oberschenkelvorderseite spüren. Dehnen Sie auch die andere Seite.

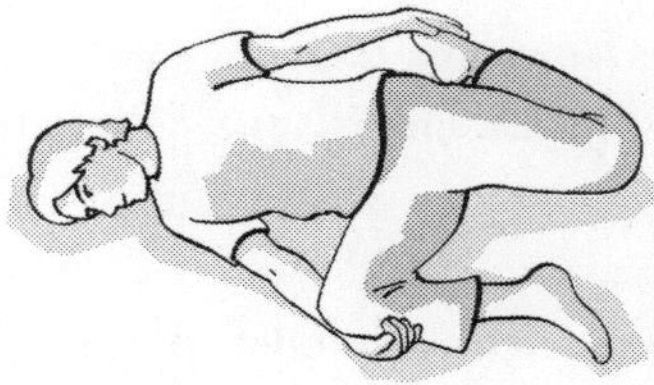

Dehnübung 3 – Hüftbeugemuskulatur

Wiederholungen	3 pro Körperseite
Dauer der Dehnung	> 40 Sekunden

Übungsausführung

Gehen Sie in den Kniestand. Setzen Sie ein Bein mit gebeugtem Knie nach vorn. Das Knie darf nicht über die Zehenspitzen hinausragen. Legen Sie die Hände locker auf das vordere Bein. Schieben Sie nun Ihr hinteres Knie nach hinten. Der Oberkörper bleibt aufrecht, der Rücken gerade. Drücken Sie mit der Hüfte schräg nach unten, so dass Sie eine Dehnung spüren. Dehnen Sie dann die andere Seite.

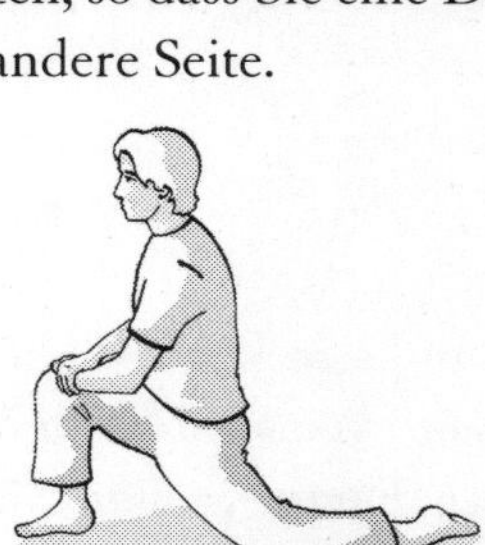

Dehnübung 4 – innere Oberschenkelmuskulatur

Wiederholungen 3 pro Körperseite
Dauer der Dehnung > 40 Sekunden

Übungsausführung

Setzen Sie sich mit dem Rücken gegen eine Wand. Der Rücken hat festen Kontakt mit der Oberfläche. Winkeln Sie beide Beine an, greifen Sie zwischen den Knien hindurch, und ziehen Sie beide Füße zu sich heran.
Lassen Sie die Knie nach außen fallen. Legen Sie die Fußsohlen aneinander und die Hände auf die Knie.
Drücken Sie die Beine langsam gegen den Boden. Die Dehnung sollte auf der Innenseite der Oberschenkel zu spüren sein.

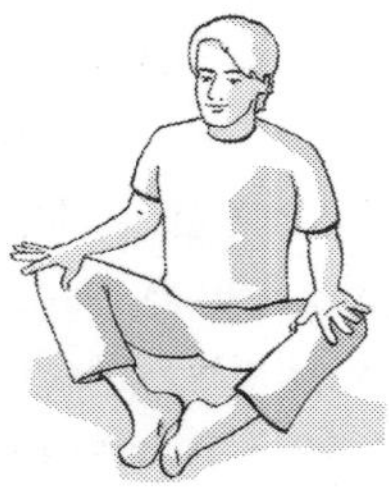

Dehnübung 5 – Gesäßmuskulatur

Wiederholungen 3 pro Körperseite
Dauer der Dehnung > 40 Sekunden

Übungsausführung

Setzen Sie sich hin, und strecken Sie ein Bein aus. Die Zehenspitzen sind angezogen. Winkeln Sie das andere Bein an, und ziehen Sie es zu sich heran. Stellen Sie diesen Fuß auf die Außenseite des gestreckten Beines neben das Knie.

Umfassen Sie das Knie des aufgestellten Beines mit dem Ellbogen, und ziehen Sie es heran. Sie sollten die Dehnung im Gesäßbereich spüren.
Dehnen Sie anschließend die andere Seite.

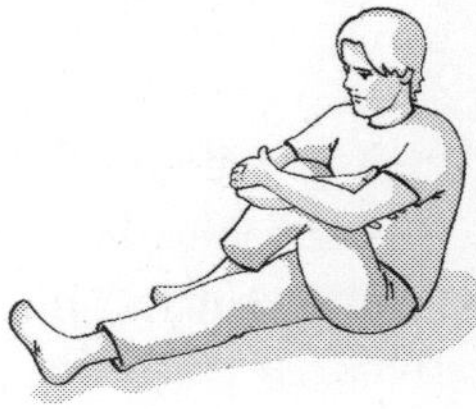

Dehnübung 6 – schräge Rumpfmuskulatur

Wiederholungen 3 pro Körperseite
Dauer der Dehnung > 40 Sekunden

Übungsausführung
Legen Sie sich auf den Rücken. Ziehen Sie ein Bein zu sich heran. Das andere Bein bleibt auf dem Boden.
Kippen Sie mit den Beinen zur Seite, so dass das angezogene Bein oben ist. Fixieren Sie das Knie leicht mit der Hand, und drücken Sie es in Richtung Boden.
Den freien Arm strecken Sie nach oben. Beide Schultern bleiben möglichst am Boden liegen.
Dehnen Sie anschließend die andere Seite.

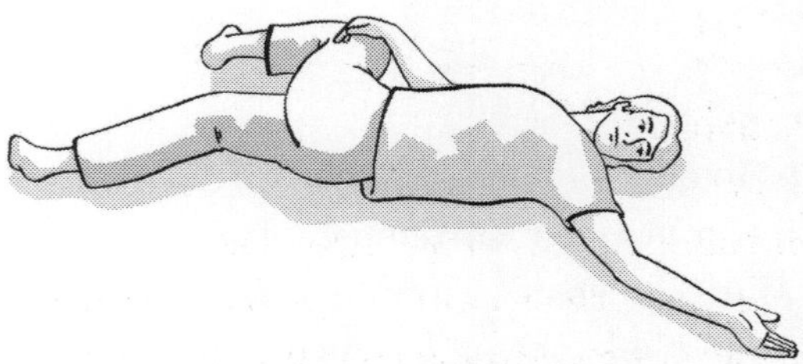

Dehnübung 7 – seitliche Rumpfmuskulatur

Wiederholungen 3 pro Körperseite

Dauer der Dehnung > 40 Sekunden

Übungsausführung

Legen Sie sich auf den Rücken. Strecken Sie einen Arm gerade nach oben aus, den anderen legen Sie neben den Körper.
Krümmen Sie nun beide Beine in der entgegengesetzten Richtung zum nach oben gestreckten Arm. Ihr Körper bildet eine Art Bogen.
Schieben Sie die Beine so weit zur Seite, bis Sie eine Dehnung im seitlichen Bereich der Lendenwirbelsäule spüren. Dehnen Sie anschließend die andere Seite.

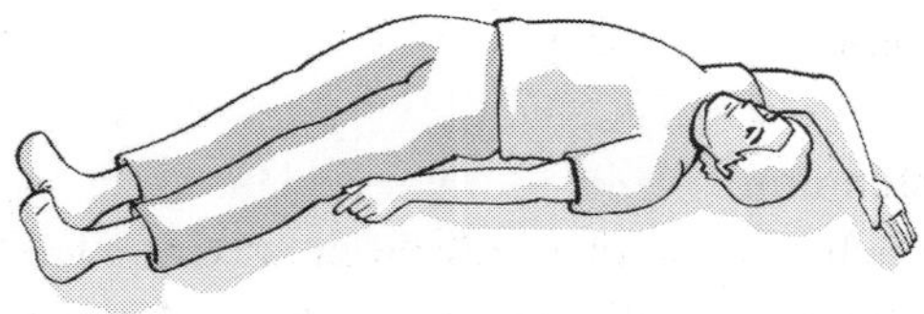

Dehnübung 8 –Brustmuskulatur

Wiederholungen 3 pro Körperseite

Dauer der Dehnung > 40 Sekunden

Übungsausführung

Stellen Sie sich in einen Türrahmen, Füße etwa hüftbreit auseinander. Winkeln Sie die Arme an, und legen Sie beide Unterarme rechts und links an den Rahmen.

Machen Sie einen Ausfallschritt. Drücken Sie den Oberkörper nach vorn durch die Tür. Der Rücken bleibt gerade! Spannen Sie dazu die Bauchmuskulatur etwas an.
Sie spüren eine Dehnung im Bereich der Brustmuskulatur.

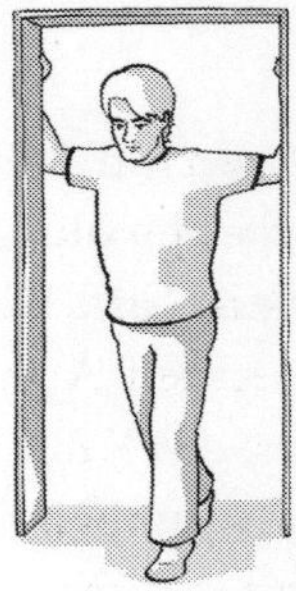

Dehnübung 9 –Schultermuskulatur

Wiederholungen 3 pro Körperseite
Dauer der Dehnung › 40 Sekunden

Übungsausführung

Stellen Sie sich hin, die Füße hüftbreit auseinander. Greifen Sie mit einer Hand den Ellbogen des anderen Armes in Schulterhöhe, und schieben Sie ihn über die Schulter nach hinten. Der Unterarm führt dabei seitlich am Kopf vorbei.
Drücken Sie von vorn den Ellbogen so weit nach hinten, bis Sie im hinteren Schulterbereich eine Dehnung spüren.
Dehnen Sie anschließend die andere Seite.

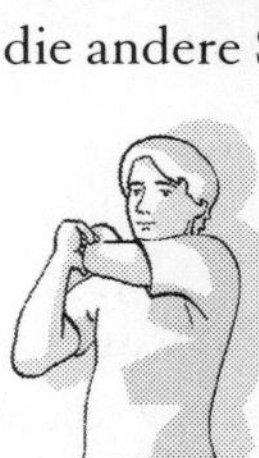

Dehnübung 10 – Nackenmuskulatur

Wiederholungen 3 pro Körperseite

Dauer der Dehnung > 40 Sekunden

Übungsausführung

Stellen Sie sich hin, die Füße hüftbreit auseinander. Der eine Arm hängt gerade am Körper hinab. Greifen Sie mit der Hand des anderen seitlich über den Kopf. Ziehen Sie den Kopf leicht zur Seite.

Drehen Sie den Kopf etwas, das Kinn weist schräg nach unten. Der Blick geht Richtung Boden. Versuchen Sie, die Schulter aktiv nach unten zu drücken.

Sie spüren eine Dehnung im seitlichen Nackenbereich. Dehnen Sie anschließend die andere Seite.

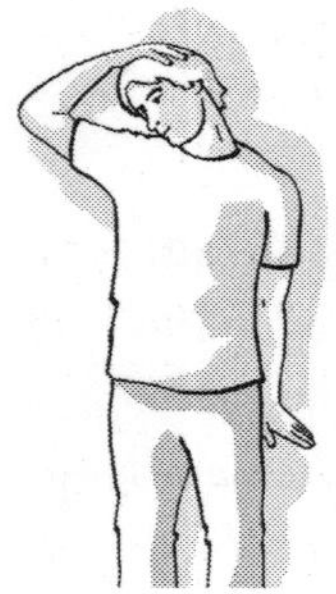

Register

Abnehmen 21
Aerob 21 ff., 28
Aminosäuren 56
Anaerob 21 ff., 29
Anstrengung 10
Aufbautraining, Ausdauer 35
Aufwärmen 33, 60
Ausdauer 19 ff., 28, 30, 41, 55
Ausdauertraining 19 ff.
– Puls 28 f.
– Zeit 28 f.
Auswertung, Testübungen 67 f.

Basisernährung 52 f.
Bauchmuskulatur, gerade
– Test 72
– Übung, leicht 73 ff.
– Übung, mittelschwer 79 ff.
– Übung, schwer 87 ff.
– Übung, sehr schwer 95 ff.
Bauchmuskulatur, schräge
– Test 106
– Übung, leicht 107 ff.
– Übung, mittelschwer 110 ff.
– Übung, schwer 114 ff.
– Übung, sehr schwer 118 ff.
Bauchübungen 11, 69 ff.
Beinmuskulatur 149 ff.
Belastungszeit 65
Beweglichkeit
– Test, Beinbeuger 212
– Test, Brustmuskulatur 214
– Test, Hüftbeugemuskulatur 213
Bewegung 10, 15, 20
Bodybuilding 40
Brustmuskulatur
– Dehnung 220 f.
– Test 177
– Übung, leicht 178 f.
– Übung, mittelschwer 180 f.
– Übung, schwer 182
– Übung, sehr schwer 183
Butterfly 176

Dehnen 209 ff.
Dehnprogramm 212 ff.

Eiweiß 54 ff.
Energie
– Muskelzelle 43
Energieverbrauch 14, 23, 28, 32
Entspannung 60, 62
Erholung 32, 34 f.
Ernährung 14, 49 ff.
Ernährungsregeln 53

Fettabbau 11, 20, 51, 56
Fettstoffwechseltraining, aerobes 22, 28, 33 ff.
Fettverbrennung 21 ff.
Figurverbesserung 40

Gegenspieler 44, 124
Gelenke 45, 210
Gesäßmuskulatur
– Dehnung 218 f.
Gesäßmuskulatur, große
– Test 138
– Übung, leicht 139 ff.
– Übung, mittelschwer 142 f.
– Übung, schwer 144 f.
– Übung, sehr schwer 146 f.
Gesäßmuskulatur, kleine
– Test 125
– Übung, leicht 126 ff.
– Übung, mittelschwer 129 ff.
– Übung, schwer 132 ff.
– Übung, sehr schwer 135 f.
Grundlagentraining Ausdauer 33 f.

Herzfrequenz 23 ff.
– maximale 25 f.
Hüftbeugemuskulatur
– Dehnung 217
Hypertrophie 40

Immunsystem 57
Intensivtraining Ausdauer 37 f.

Kohlenhydrate 21 f., 55
Kohlenhydrattraining
– aerobes 22
– anaerobes 22
Kohlenhydratverbrennung 23
– anaerobe 29
Körperfett 20, 28, 37, 104
– prozentualer Anteil 24, 33
Kraftausdauer 41 ff.
Kraftreiz 41 f.
Krafttraining 39 ff.
– Grundbegriffe 63 f.
– Sätze 42
– Tipps 60 ff.

Laktattest 23
Leistungsfähigkeit, körperliche 37, 105

Maximalkraft 41 f., 44, 47
Muskelaufbau 43, 47

Muskelgruppen 20, 40, 45 ff.
Muskelspannung 37, 40 f.
Muskulatur 7, 14, 20
– straffen 11 f., 40

Nackenmuskulatur
– Dehnung 222
Nährstoffe 52

Oberarmrückseite
– Test 187
– Übung, leicht 188 f.
– Übung, mittelschwer 190 f.
– Übung, schwer 192
– Übung, sehr schwer 193
Oberarmvorderseite
– Test 195
– Übung, leicht 196 f.
– Übung, mittelschwer 198
– Übung, schwer 199
– Übung, sehr schwer 200
Oberschenkelinnenseite
– Dehnung 218
– Test 168
– Übung, leicht 169 f.
– Übung, mittelschwer 171 f.
– Übung, schwer 173
– Übung, sehr schwer 174
Oberschenkelrückseite
– Dehnung 216
– Test 161
– Übung, leicht 162 f.
– Übung, mittelschwer 164
– Übung, schwer 165
– Übung, sehr schwer 166
Oberschenkelvorderseite
– Dehnung 216 f.
– Test 152
– Übung, leicht 153
– Übung, mittelschwer 154 f.
– Übung, schwer 156
– Übung, sehr schwer 157 f.

Pausen 51, 66
Perfektionismus 16 f.
Po 123 ff.
Pressatmung 61
Prioritäten setzen 16
Problemzone 9 ff., 20 ff., 39 ff.
Puls 28 ff.
Pulsmessung 26

Regeneration 49 ff.
– Ausdauer 34 f.
Rückenmuskulatur
– Test 204
Rückenübung
– leicht 205
– mittelschwer 206
– schwer 207
– sehr schwer 208
Ruhetage 49
Rumpfmuskulatur, schräge
– Dehnung 219
Rumpfmuskulatur, seitliche
– Dehnung 220

Sätze 42, 66
Sauerstoff 21, 29
Schlaf 51
Schmerzen 25, 61
Schönheitsideal 7
Schultermuskulatur
– Dehnung 221
Schwellentraining 28 f.
Schwierigkeitsgrad 63, 67
Stoffwechsel 13, 23

Taille 69, 104
Testübung, Durchführung 67 f.
Training
– erfolgreiches 16 ff.
– gesundheitsorientiertes 14
Trainingsaufwand 31
Trainingsbereich 23
– persönlicher 30
Trainingseinheit, Aufbau 33
Trainingserfolg 25, 31, 49, 185
Trainingshäufigkeit
– Krafttraining 66
Trainingsmethoden
– Krafttraining 43
Trainingsplan
– Ausdauer 31 ff.
– gesamt 48
– Krafttraining 45 ff.
Trainingspuls 28 f.
Trainingsreiz 14, 31, 36, 50
Trainingsumfang 32, 35 f.
Trainingsziele 17
– Krafttraining 65
Trinken 55

Vererbung 13
Verhalten ändern 14 f.

Wiederholungen 42, 63, 66
– Test 68
Wochenplan
– Aufbautraining Ausdauer 35 f.
– Grundlagentraining Ausdauer 34 f.
– Intensivtraining Ausdauer 38
– Kraftausdauer 45 f.
– Maximalkraft 47 f.
– Muskelaufbau 47
Wunschfigur 11

Zeit 10, 15 ff., 32, 37
Ziele 17, 62